国家执业药师职业资格考试 必背 采分点

中药学专业知识（二）

主编 ◎ 田 燕 张 旭

扫码加入读者圈
与作者深入交流
获取最新大纲变化资讯

全国百佳图书出版单位
中国中医药出版社
· 北 京 ·

图书在版编目（CIP）数据

中药学专业知识（二）/田燕，张旭主编．—北京：中国中医药出版社，2022.3

国家执业药师职业资格考试必背采分点

ISBN 978-7-5132-7444-9

Ⅰ.①中… Ⅱ.①田… ②张… Ⅲ.①中药学-资格考试-自学参考资料 Ⅳ.①R28

中国版本图书馆 CIP 数据核字（2022）第 031197 号

中国中医药出版社出版

北京经济技术开发区科创十三街 31 号院二区 8 号楼
邮政编码　100176
传　真　　010-64405721
三河市同力彩印有限公司印刷
各地新华书店经销

开本 787×1092　1/32　印张 11　字数 208 千字
2022 年 3 月第 1 版　2022 年 3 月第 1 次印刷
书　号　ISBN 978-7-5132-7444-9

定价　45.00 元
网址　www.cptcm.com

服 务 热 线　010-64405510
购 书 热 线　010-89535836
维 权 打 假　010-64405753

微信服务号　zgzyycbs
微商城网址　https://kdt.im/LIdUGr
官方微博　　http://e.weibo.com/cptcm
天猫旗舰店网址　https://zgzyycbs.tmall.com

如有印装质量问题请与本社出版部联系（010-64405510）
版权专有　侵权必究

中药学专业知识（二）编委会

主　编　田　燕　张　旭
副主编　刘　明　刘祥玫
编　委　刘艳君　白雅君　孙石春
　　　　　张　楠　李　东　何　影
　　　　　齐丽娜　于　涛　张家翾
　　　　　张黎黎　董　慧　付那仁图雅

前 言

国家执业药师职业资格考试属于职业准入考试，凡符合条件经过考试并成绩合格者，颁发"执业药师职业资格证书"，表明其具备执业药师的学识、技术和能力。本资格在全国范围内有效。考试分药学专业和中药学专业。由于考试重点、难点较多，广大考生在复习考试中很难适应，这对于专业基础比较薄弱、信心不足的考生来说，非常有必要借助考试辅导用书来提高自身的应试能力。

应广大考生要求，多年从事执业药师职业资格考试考前培训的权威专家团队依据最新版《国家执业药师职业资格考试大纲》，编写了这套《国家执业药师职业资格考试必背采分点》丛书。本套丛书共7本，分别为《药事管理与法规》《药学专业知识（一）》《药学专业知识（二）》《药学综合知识与技能》《中药学专业知识（一）》《中药学专业知识（二）》《中药学综合知识与技能》。丛书将考试大纲和复习指导用书融为一体，根据考试真题或常考习题，划出"必背采分点"，便于考生利用碎片时间复习；同时加入考试真题，帮助学生熟悉出题思路，使其临考不至于慌乱，并对难点和重点给予考点提示，便于考生掌握。本套丛书主要供参加国家执业药师职业资格考试的考生使用。

我们相信，只要考生们认真学习，在本套丛书的帮助下一定能够顺利通过国家执业药师职业资格考试。

《国家执业药师职业资格考试必背采分点》编委会
2020年12月

编写说明

本书是2021年《国家执业药师职业资格考试必背采分点》丛书之一，由多年从事执业药师职业资格考试考前培训的权威专家根据最新版《国家执业药师职业资格考试大纲》及《国家执业药师职业资格考试指南》精编而成。

本书将考试大纲和复习指导用书融为一体，书中内容按照章节编排，包括常用单味中药和常用中成药两大部分。第一部分包括解表药、清热药、泻下药、祛风湿药、芳香化湿药、利水渗湿药、温里药、理气药、消食药、驱虫药、止血药、活血祛瘀药、化痰止咳平喘药、安神药、平肝息风药、开窍药、补虚药、收涩药、涌吐药、杀虫燥湿止痒药和拔毒消肿敛疮药；第二部分包括内科常用中成药、外科常用中成药、妇科常用中成药、儿科常用中成药、眼科常用中成药、耳鼻喉和口腔科常用中成药、骨伤科常用中成药。以历年考试真题或常考习题的考试内容为重点，划出"必背采分点"，非常便于记忆。同时加入考试真题，并对难点和重点给出少量的"考点提示"，使重点突出，便于考生掌握考试脉络。

本书具有很强的针对性和实用性，供参加2021年国家执业药师职业资格考试的考生使用。

本书涉及内容广，不妥之处恳请各位读者提出宝贵意见，以便再版时修订提高。

《中药学专业知识（二）》编委会
2020年12月

目 录

第一部分 常用单味中药

第一章 解表药 ················ 1
第一节 辛温解表药 ············ 1
第二节 辛凉解表药 ············ 9

第二章 清热药 ················ 16
第一节 清热泻火药 ············ 16
第二节 清热燥湿药 ············ 24
第三节 清热凉血药 ············ 28
第四节 清热解毒药 ············ 31
第五节 清虚热药 ·············· 42

第三章 泻下药 ················ 46
第一节 攻下药 ················ 46
第二节 润下药 ················ 49
第三节 峻下逐水药 ············ 50

第四章 祛风湿药 ·············· 55

第五章 芳香化湿药 ············ 66

第六章 利水渗湿药 ············ 71

第七章	温里药	81
第八章	理气药	87
第九章	消食药	96
第十章	驱虫药	100
第十一章	止血药	104
第十二章	活血祛瘀药	114
第十三章	化痰止咳平喘药	127
第一节	化痰药	127
第二节	止咳平喘药	134
第十四章	安神药	139
第一节	重镇安神药	139
第二节	养心安神药	141
第十五章	平肝息风药	144
第一节	平抑肝阳药	144
第二节	息风止痉药	147
第十六章	开窍药	151
第十七章	补虚药	154
第一节	补气药	154
第二节	补阳药	161
第三节	补血药	169
第四节	补阴药	172
第十八章	收涩药	179

第十九章	涌吐药	187
第二十章	杀虫燥湿止痒药	189
第二十一章	拔毒消肿敛疮药	193

第二部分 常用中成药

第二十二章 内科常用中成药 ……………………… 197
 第一节 解表剂 …………………………………… 197
 第二节 祛暑剂 …………………………………… 204
 第三节 表里双解剂 ……………………………… 207
 第四节 泻下剂 …………………………………… 209
 第五节 清热剂 …………………………………… 213
 第六节 温里剂 …………………………………… 221
 第七节 祛痰剂 …………………………………… 224
 第八节 止咳平喘剂 ……………………………… 228
 第九节 开窍剂 …………………………………… 235
 第十节 固涩剂 …………………………………… 238
 第十一节 补虚剂 ………………………………… 241
 第十二节 安神剂 ………………………………… 252
 第十三节 和解剂 ………………………………… 255
 第十四节 理气剂 ………………………………… 257
 第十五节 活血剂 ………………………………… 260
 第十六节 止血剂 ………………………………… 268

第十七节　消导剂 …… 270
第十八节　治风剂 …… 272
第十九节　祛湿剂 …… 274
第二十节　蠲痹剂 …… 282

第二十三章　外科常用中成药 …… 287
第一节　治疮疡剂 …… 287
第二节　治烧伤剂 …… 290
第三节　治瘰核乳癖剂 …… 290
第四节　治痔肿剂 …… 294
第五节　治疹痒剂 …… 295

第二十四章　妇科常用中成药 …… 297
第一节　调经剂 …… 297
第二节　止带剂 …… 301
第三节　产后康复剂 …… 306
第四节　疗杂病剂 …… 307

第二十五章　儿科常用中成药 …… 309
第一节　解表剂 …… 309
第二节　清热剂 …… 310
第三节　止泻剂 …… 311
第四节　消导剂 …… 313
第五节　止咳喘剂 …… 315
第六节　补虚剂 …… 318

第七节　镇惊息风剂 …………………………… 318
第二十六章　眼科常用中成药 ………………………… 320
　第一节　清热剂 ………………………………………… 320
　第二节　扶正剂 ………………………………………… 322
第二十七章　耳鼻喉、口腔科常用中成药 …………… 325
　第一节　治耳聋耳鸣剂 ………………………………… 325
　第二节　治鼻䶊鼻渊剂 ………………………………… 326
　第三节　治咽肿声哑剂 ………………………………… 329
　第四节　治口疮剂 ……………………………………… 333
第二十八章　骨伤科常用中成药 ……………………… 335
　接骨疗伤剂 ……………………………………………… 335

第一部分 常用单味中药

第一章 解表药

第一节 辛温解表药

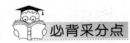

1. 麻黄性温,有<u>发汗解表、宣肺平喘、利水消肿</u>的功效。

2. 麻黄主治病证:①<u>风寒表实无汗证</u>。②<u>肺气不宣的喘咳证</u>。③<u>水肿兼有表证者</u>。

3. 麻黄配桂枝,<u>发汗解表力强</u>,治风寒表实无汗功著。

4. 麻黄配苦杏仁善宣肺降气而平喘止咳,治喘咳气逆,证属<u>风寒束肺</u>者尤宜。

5. 麻黄配石膏清肺平喘兼透表热，治**肺热咳喘**效佳。

6. 麻黄用量，内服：煎汤，**1.5~10g**；或入丸散。外用：适量，研末吹鼻，或研末敷。

7. 麻黄解表宜**生用**，平喘宜蜜炙用或生用。小儿、年老体弱者宜用麻黄绒。

8. 麻黄使用注意事项：麻黄发汗力较强，故**表虚自汗、阴虚盗汗及肾虚咳喘者忌服**。

9. 桂枝性温，有**发汗解肌、温通经脉、助阳化气**的功效。

10. 桂枝配白芍，收散并举，共奏调和营卫、散风敛营、解肌发表之功，**治风寒表虚有汗每用**。

11. 桂枝用量，内服：**煎汤，3~10g**；或入丸散。外用：适量，研末调敷，或煎汤熏洗。

12. 桂枝使用注意事项：桂枝辛温助热，易伤阴动血，故**温热病、阴虚阳盛及血热妄行诸出血证**忌服，孕妇及月经过多者慎服。

13. 紫苏性温，主治病证：**①风寒感冒，咳嗽胸闷。②脾胃气滞证。③气滞胎动证。④食鱼蟹中毒引起的腹痛吐泻**。

14. 紫苏使用应注意：紫苏辛温耗气，故**气虚和表虚者慎服**。

15. 生姜性微温,有**发汗解表、温中止呕、温肺止咳**的功效。

16. 生姜入肺经,发表散寒、止咳;入脾、胃经,温中、祛湿而止呕、开胃、调味、解药毒。药食兼用,走而不守,既散表寒,又散里寒。散风寒解表力缓,风寒感冒轻症多用。善温中止呕,素有"**呕家圣药**"之美誉,胃寒呕吐者用之最宜。

17. 生姜主治病证:**①风寒表证。②胃寒呕吐。③风寒客肺的咳嗽。④解鱼蟹、半夏及天南星毒**。

18. 生姜用量,内服:**煎汤,3~10g**,或捣汁冲服;或入丸散。外用:适量,捣敷,擦患处,或炒热熨。

19. 生姜使用注意:生姜辛温,故**阴虚内热及热盛者忌服**。

20. 荆芥性微温,有**散风解表、透疹止痒、止血**的功效。

21. 荆芥主治病证:**①风寒表证,风热表证。②麻疹透发不畅,风疹瘙痒。③疮疡初起有表证者。④(荆芥炭)衄血、吐血、便血、崩漏等**。

22. 荆芥使用注意事项:荆芥辛温发散,耗气伤阴,故**体虚多汗、阴虚头痛者忌服**。

23. 防风性微温,有**祛风解表、胜湿、止痛、解痉**的功效。

24. 防风主治病证：①风寒表证，风热表证，表证夹湿。②风寒湿痹，风湿疹痒。③破伤风，小儿惊风。

25. 防风使用注意事项：防风味辛微温，伤阴血而助火，故血虚发痉及阴虚火旺者慎服。

26. 羌活性温，有解表散寒、祛风胜湿、止痛的功效。

27. 羌活主治病证：①风寒表证，表证夹湿，太阳头痛。②风寒湿痹。

28. 羌活内服用量：煎汤，3~10g；或入丸散。

29. 羌活的使用注意：羌活气味浓烈，用量过多易致呕吐，故脾胃虚弱者不宜服；又辛温燥烈，伤阴耗血，故血虚痹痛、阴虚头痛者慎服。

30. 细辛性温，善祛风散寒、通窍止痛，为治风寒、风湿所致诸痛及鼻渊、鼻塞、头痛之良药。能温散肺寒、化痰饮，为治寒饮伏肺之要药。最宜少阴头痛、鼻渊与牙痛。

31. 细辛主治病证：①风寒表证（尤宜鼻塞、头痛、肢体疼痛较甚者），阳虚外感。②鼻渊头痛。③头风头痛，牙痛，风寒湿痹痛。④寒饮咳喘。

32. 细辛配干姜、五味子，温燥中有敛润，既善温肺化饮，又不耗气伤阴，治寒饮喘咳日久者效佳。

33. 细辛内服用量：汤剂，**1~3g**；粉末，0.5~1g。

34. 细辛使用注意事项：细辛辛香温散，故气虚多汗、阴虚阳亢头痛、阴虚或肺热咳嗽者忌服。又有小毒，故用量不宜过大，尤其是研末服更须谨慎。反<u>藜芦</u>。

35. 白芷性温，有<u>发散风寒、通窍止痛、燥湿止带、消肿排脓</u>的功效。

36. 白芷主治病证：①<u>外感风寒或表证夹湿兼见头痛鼻塞者</u>。②<u>阳明头痛</u>：眉棱骨痛，鼻渊头痛，牙痛。③<u>风寒湿痹，寒湿带下</u>。④<u>疮疡肿毒</u>。

37. 白芷内服用量：煎汤，**3~10g**；或入丸散。

38. 白芷使用注意事项：白芷辛香温燥，故<u>阴虚血热者忌服</u>。

39. 香薷性微温，有<u>发汗解表、和中化湿、利水消肿</u>的功效。

40. 香薷主治病证：①<u>夏季乘凉饮冷、阳气被阴邪所遏之阴暑证</u>。②<u>水肿，小便不利</u>。

41. 香薷使用注意事项：香薷发汗力较强，故<u>表虚有汗者忌服</u>。

42. 藁本性温，有<u>发表散寒、祛风胜湿、止痛</u>的功效。

43. 藁本主治病证：①<u>风寒表证，表证夹湿，颠顶</u>

头痛。②风寒湿痹。

44. 藁本内服用量：内服：煎汤，**2~10g**；或入丸散。

45. 藁本使用注意：藁本辛温发散，故**血虚头痛及热证忌服**。

46. 苍耳子性温，有**散风寒、通鼻窍、除湿止痛、止痒**的功效。

47. 苍耳子主治病证：①**鼻渊头痛，风寒头痛，表证夹湿**。②**风湿痹痛，风湿疹痒，疥癣**。

48. 苍耳子内服用量：煎汤，**3~10g**；或入丸散。

49. 苍耳子使用注意：苍耳子辛温有毒，过量服用易致中毒，引起呕吐、腹痛、腹泻等，故用量不宜过大，**血虚头痛者**不宜服。

50. 辛夷性温，有**散风寒、通鼻窍**的功效。

51. 辛夷主治病证：**鼻渊头痛，风寒头痛鼻塞**。

52. 辛夷内服用量：煎汤，**3~10g**；或入丸散。辛夷有毛，刺激咽喉，内服宜用纱布包煎。

53. 辛夷使用注意事项：辛夷辛温香燥，故**阴虚火旺者忌服**。

54. 西河柳性平，有**发表透疹、祛风除湿**的功效。

55. 西河柳主治病证：①**麻疹透发不畅，风疹瘙痒**。②**风寒湿痹**。

56. 西河柳内服用量：煎汤，**3～10g**。

57. 西河柳使用注意：西河柳辛散力强，用量过大能令人心烦，故内服不宜过量，<u>麻疹已透及体虚汗多者忌服</u>。

历年考题

【A型题】1. 香薷的功效是（　　）
 A. 发散风寒，通窍止痛
 B. 发汗解表，和中化湿
 C. 发表散寒，祛风胜湿
 D. 祛风散寒，化痰止咳
 E. 散风解表，透疹止痒

【考点提示】B。香薷的功效是发汗解表，和中化湿，利水消肿。

【A型题】2. 干姜与细辛均有的功效是（　　）
 A. 温中降逆　　　　B. 温肺化饮
 C. 温通血脉　　　　D. 温脾止泻
 E. 温肾

【考点提示】B。细辛的功效是祛风散寒，通窍，止痛，温肺化饮。干姜辛热，温中散寒，温肺化饮。

【A型题】3. 辛温发散，甘温助阳，治风寒感冒无论表实表虚皆宜的药是（　　）

A. 麻黄 B. 桂枝
C. 紫苏 D. 荆芥
E. 防风

【考点提示】B。桂枝的功效是发汗解肌,温通经脉,助阳化气。桂枝可以主治风寒表虚有汗,风寒表实无汗。

【C型题】(4~6题共用题干)

某男,18岁,夏季贪凉饮冷,遂致外感于寒,内伤于湿,症见恶寒发热,无汗头痛,头重身倦,胸闷泛恶,舌苔薄白而腻。医师诊为阴暑,处方为香薷、厚朴、白扁豆,水煎服。

4. 医师在方中选用香薷,是因其能( )
   A. 发汗解表,行气调中
   B. 发汗解表,温中止呕
   C. 发汗解表,化湿和中
   D. 发汗解表,胜湿止痛
   E. 发汗解表,温通经脉

5. 香薷治阴暑的最佳服用方法是( )
   A. 水煎凉服 B. 水煎温服
   C. 浓煎温服 D. 研末冲服
   E. 为丸吞服

6. 为了增强上方行气宽中、发散风寒之力,最易选

配的药是( )

　　A. 荆芥　　　　　　　B. 生姜

　　C. 麻黄　　　　　　　D. 紫苏

　　E. 苍耳子

【考点提示】 C、A、D。第4题解析参考第1题。香薷发汗解暑宜水煎凉服,利水退肿须浓煎服或为丸服。紫苏功效是发表散寒,行气宽中,安胎,解鱼蟹毒。

【X型题】7. 桂枝的主治病证有( )

　　A. 痰饮证　　　　　　B. 风寒湿痹

　　C. 虚寒腹痛　　　　　D. 阳虚心悸

　　E. 风寒表虚有汗

【考点提示】 ABCDE。桂枝的主治病证:①风寒表虚有汗,风寒表实无汗。②风寒湿痹,经寒血滞之月经不调,痛经、经闭、癥瘕。③胸痹作痛,阳虚心悸。④虚寒腹痛。⑤阳虚水肿,痰饮证。

第二节　辛凉解表药

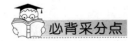

1. 薄荷性凉,入肺、肝经,既疏散风热而清利头目与咽喉、透疹,又疏肝解郁、辟秽。发汗力较强,尤善

清利头目。治**风热袭表或上攻者**最宜，治肝郁化热可投。

2. 薄荷主治病证：①**风热感冒，温病初起。**②**风热头痛、目赤、咽喉肿痛。**③**麻疹不透，风疹瘙痒。**④**肝气郁滞，胸闷胁胀。**

3. 薄荷内服用量：煎汤，**2~10g**；或入丸散；不宜久煎，入汤剂当后下。

4. 薄荷使用时应注意：薄荷发汗耗气，故**表虚自汗者不宜服**。

5. 牛蒡子性寒，入肺、胃经。既**清散风热而解表、透疹**，又**宣肺祛痰而利咽、止咳**；还滑利二便，导热（疹）毒排出而清解消疮疹。发汗不如薄荷，长于**清解热毒**与**滑利二便**，凡风热、热毒、肺热、痰热所致病症皆宜，兼二便不利者尤佳。

6. 牛蒡子主治病证有：①**风热感冒，温病初起。**②**风热或肺热咳嗽，咯痰不畅，咽喉肿痛。**③**麻疹不透，风热疹痒。**④**热毒疮肿，痄腮。**

7. 牛蒡子使用时应注意：牛蒡子能滑肠，故**脾虚便溏者忌服**。

8. 蝉蜕有**疏散风热、透疹止痒、明目退翳、息风止痉**的功效。

9. 蝉蜕性寒，主治病证：①**风热感冒，温病初起，**

音哑咽痛。②麻疹不透，风疹瘙痒。③风热或肝热目赤翳障。④小儿惊哭夜啼，破伤风。

10. 蝉蜕配胖大海，清宣肺气、利咽开音力强，善治风热或肺热之咽痛音哑。

11. 桑叶性寒，主治病证：①风热感冒或温病初起之咳嗽头痛。②肺热燥咳。③肝阳眩晕，目赤肿痛，视物昏花。④血热吐衄。

12. 桑叶配菊花，疏散风热、平肝明目力更强，善治风热感冒、温病初起、风热或肝热目赤、肝阳眩晕及肝肾亏虚目暗不明。

13. 桑叶配黑芝麻，补肝肾益阴血而明目力强，治肝肾亏虚之视物昏花效佳，兼肠燥便秘者尤宜。

14. 桑叶配苦杏仁，既疏散风热又润肺止咳，善治温燥伤肺之咳嗽无痰或痰少而黏，色白或微黄。

15. 桑叶内服用量：煎汤，**5~10g**；或入丸散。

16. 桑叶使用注意事项：桑叶性寒，故脾胃虚寒者慎服。

17. 菊花性微寒，有疏散风热、平肝明目、清热解毒之功效。

18. 菊花主治病证：①风热感冒，温病初起。②风热或肝火上攻所致的目赤肿痛。③肝阴虚的眼目昏花。④风热头痛，肝阳头痛、眩晕。⑤热毒疮肿。

19. 菊花配枸杞子，**补肝肾明目力强**，善治肝肾亏虚之视物昏花，兼风热或肝热者尤宜。

20. 菊花内服用量：煎汤，**10~15g**；或入丸散，或泡茶饮。

21. 疏散风热多用**黄菊花**，平肝明目多用**白菊花**。

22. 菊花使用时应注意：菊花寒凉，故**脾胃虚寒者慎服**。

23. 葛根性凉，有**解肌退热、透疹、生津、升阳止泻**的功效。

24. 葛根主治病证：**①外感表证，项背强痛。②麻疹初起透发不畅。③热病烦渴，消渴证。④湿热泻痢初起，脾虚泄泻**。

25. 生葛根配黄芩、黄连，既清热燥湿解毒，又透热升阳止泻，善治**湿热泻痢初起**。

26. 葛根内服用量：煎汤，**10~20g**；或入丸散，或鲜品捣汁服。止泻宜煨用，退热生津、透疹宜生用，鲜葛根生津最佳。

27. 柴胡性微寒，有**解表退热，疏肝解郁，升举阳气**之功效。

28. 柴胡主治病证：**①邪在少阳寒热往来，感冒高热。②肝郁气结，胁肋疼痛，月经不调，痛经。③气虚下陷之久泻脱肛、子宫脱垂、胃下垂等**。

29. 柴胡配黄芩，清解半表半里之邪热效强，治**少阳寒热往来**效著。

30. 柴胡内服用量：煎汤，**3~10g**；入丸散。解表退热宜生用，疏肝解郁宜醋炙用。

31. 柴胡使用时应注意：柴胡性能升发，故**真阴亏损、肝阳上升之证忌服**。

32. 升麻性微寒，有**发表透疹、清热解毒、升举阳气**的功效。

33. 升麻主治病证：**①风热头痛，麻疹透发不畅。②热毒疮肿，丹毒，痄腮，咽喉肿痛，口舌生疮，温毒发斑。③气虚下陷之久泻脱肛、崩漏下血及胃下垂、子宫脱垂等**。

34. 升麻内服用量：煎汤，用于升阳，**3~6g**，宜蜜炙；用于发表透疹、清热解毒，可用至15g，宜生用；或入丸散。

35. 升麻使用应注意：升麻具升浮之性，凡**阴虚阳浮、气逆不降及麻疹已透者，均当忌服**。

36. 蔓荆子性微寒，有**疏散风热、清利头目、祛风止痛**的功效。

37. 蔓荆子主治病证：**①风热头痛头昏，牙痛。②风热目赤肿痛或目昏多泪。③风湿痹痛，肢体拘急**。

38. 蔓荆子内服用量：煎汤，**6~12g**，打碎；或浸酒，入丸散。

39. 蔓荆子使用应注意：蔓荆子辛苦微寒，故**血虚有火之头痛目眩及胃虚者慎服**。

40. 淡豆豉性凉，有**解表、除烦**的功效。

41. 淡豆豉主治病证：**①风热表证。②热郁胸中之烦闷不眠**。

42. 淡豆豉内服用量：煎汤，**10~15g**；或入丸散。

43. 淡豆豉使用应注意：**胃气虚弱而又易作恶心者慎服**。

44. 浮萍性寒，有**发汗解表、透疹止痒、利水消肿**之功效。

45. 浮萍主治病证：**①风热表证。②麻疹透发不畅，风疹瘙痒。③水肿，小便不利**。

46. 浮萍内服用量：煎汤，**3~10g**，鲜品15~30g；或入丸散，或捣汁饮。

47. 浮萍使用应注意：浮萍发汗力较强，故**体虚多汗者慎服**。

48. 木贼性平，有**疏散风热、明目退翳、止血**功效。

49. 木贼主治病证：**①风热目赤，迎风流泪，翳障。②血热下血**。

50. 木贼内服用量：煎汤，**3~10g**；或入丸散。

51. 木贼使用应注意：疏散清泄，故**气血亏虚者慎服**。

历年考题

【B 型题】(1~3 题共用备选答案)

A. 平肝明目 B. 解毒透疹
C. 清肺润燥 D. 疏肝
E. 息风止痉

1. 薄荷除宣散风热外,又能(　　)
2. 蝉蜕除疏散风热外,又能(　　)
3. 牛蒡子除宣肺利咽外,又能(　　)

【考点提示】D、E、B。薄荷功效是宣散风热,清利头目,利咽,透疹,疏肝。蝉蜕功效是疏散风热,透疹止痒,明目退翳,息风止痉。牛蒡子疏散风热,宣肺利咽,解毒透疹,消肿疗疮。

【B 型题】(4~5 题共用备选答案)

A. 凉血止血 B. 息风止痉
C. 升阳止泻 D. 祛风止痛
E. 疏肝,透疹

4. 桑叶除疏散风热、清肺润燥外,又能(　　)
5. 蔓荆子除疏散风热、清利头目外,又能(　　)

【考点提示】A、D。桑叶【功效】疏散风热,清肺热燥,平肝明目,凉血止血。蔓荆子【功效】疏散风热,清利头目,祛风止痛。

第二章 清热药

第一节 清热泻火药

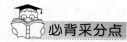必背采分点

1. 药性寒凉,以清解里热为主要功效的药物,称为<u>清热药</u>。

2. 清热药根据其性能功效及临床应用分为<u>清热泻火药、清热燥湿药、清热凉血药、清热解毒药、清虚热药</u>五类。

3. 清热泻火药性味多甘寒或苦寒,功主清泄实热郁火,主治<u>外感热病气分高热证</u>,以及肺热、胃火、肝火、心火等脏腑火热证等。

4. 清热燥湿药性味多苦寒,功主清热燥湿,兼以清热泻火,主治<u>外感或内伤之湿热火毒诸证</u>,如湿温、暑湿、湿热中阻、湿热泻痢、黄疸、带下、淋痛、疮疹,以及诸脏腑火热证。

5. 清热凉血药性味多苦，甘寒或咸寒，多入心、肝经，功主清热凉血，兼以滋润、活血，主治**外感热病热入营血之高热神昏谵语，以及火热内生之血热妄行诸证**。

6. 清热解毒药性味亦多苦寒，或有辛寒、甘寒，功主清解热毒，主治**外感或内生实热火毒诸证**，如痈疮肿毒、丹毒、痄腮、咽喉肿痛、肺痈、肠痈、热毒泻痢、水火烫伤、蛇虫咬伤等。

7. 清虚热药性味苦咸甘寒，多入肝、肾经，功主退虚热、除疳热，兼凉血。主治**热病后期之阴伤发热、久病伤阴之骨蒸潮热，以及小儿疳热**。

8. 里热兼有表证者，当先**解表或表里同治**；气分热兼血分热者，宜**气血两清**；里热兼阴伤津亏者，要注意**祛邪而不忘扶正，辅以养阴生津药**；若里热积滞者，宜适当配合**泻下药**；兼脾胃虚弱者，宜适当辅以**健脾胃药**。

9. 石膏性大寒，主要功效是：**生用，清热泻火，除烦止渴；煅用，收湿敛疮，生肌止血**。

10. 石膏主治病证：**①温病气分高热。②肺热咳喘。③胃火上炎所致的头痛、牙龈肿痛、口舌生疮。④疮疡不敛，湿疹，水火烫伤，外伤出血**。

11. 石膏配知母，**清热泻火、滋阴生津力更强**，既治热病气分高热证，又治肺胃火热伤津证。

12. 石膏内服用量：煎汤，**15～60g**，重症酌加；或入丸散。内服用生品，入汤剂宜打碎先煎。外用须火煅研细末。

13. 石膏使用时应注意：石膏为矿物药而大寒伤胃，故**脾胃虚寒及阴虚内热者忌服**。

14. 知母性寒，有**清热泻火、滋阴润燥**的功效。

15. 知母主治病证：①**热病壮热烦渴**。②**肺热咳嗽，燥热咳嗽，阴虚劳嗽**。③**阴虚火旺，潮热盗汗**。④**内热消渴，阴虚肠燥便秘**。

16. 知母配黄柏，清热降火坚阴，**治阴虚火旺**效佳。

17. 知母配川贝母，既滋阴润肺，又清热化痰，善治**阴虚劳嗽、燥热咳嗽**。

18. 知母内服用量：煎汤，**6～12g**；或入丸散。清泻实火宜生用，滋阴降火宜盐水炒用。

19. 知母使用注意事项：知母性寒质滑，故**脾胃虚寒、大便溏泄者忌服**。

20. 天花粉性微寒，有**清热生津、清肺润燥、消肿排脓**的功效。

21. 天花粉主治病证：①**热病伤津口渴，内热消渴**。②**肺热咳嗽，燥咳痰黏，咳痰带血**。③**痈肿疮疡，跌打肿痛**。

22. 天花粉制成注射液能**引产**。

23. 天花粉内服用量：煎汤，**10~15g**；或入丸散。

24. 天花粉使用注意事项：天花粉性寒而润，故**脾胃虚寒、大便滑泄者忌服**；**孕妇忌服**。反乌头，不宜与乌头、草乌、附子同用。因兼酸味而有敛邪之嫌，故温热病不宜早用。

25. 栀子性寒，有**泻火除烦、清热利尿、凉血解毒、消肿止痛**的功效。

26. 栀子主治病证：①**热病心烦、郁闷、躁扰不宁**。②**湿热黄疸，热淋，血淋**。③**血热吐血、衄血、尿血**。④**热毒疮肿，跌打肿痛**。

27. 栀子配淡豆豉，**清散郁热、除烦力强**，治温病初起胸中烦闷及虚烦不眠效佳。

28. 栀子配黄柏，清热泻火、除湿退黄力强，治**湿热黄疸、心烦尿赤**效佳。

29. 栀子配茵陈，清热利湿退黄力强，**治湿热黄疸**效佳。

30. 栀子内服用量：煎汤，**3~10g**；或入丸散。

31. 栀子用法：生用**走气分而泻火**，炒黑入血分而止血，姜汁炒又除烦止呕。栀子仁（用种子）善清心除烦，栀子皮（用果皮）兼清表热。

32. 栀子使用应注意：栀子苦寒滑肠，**故脾虚便溏**

者忌服。

33. 夏枯草性寒，主治病证：①**肝阳或肝火上升之头目眩晕**。②**目赤肿痛，目珠夜痛**。③**痰火郁结之瘰疬、瘿瘤**。

34. 夏枯草内服用量：煎汤，**10～15g**，单用可酌加；或入丸散或熬膏。

35. 夏枯草使用应注意：夏枯草性寒清泄，故**脾胃虚寒者慎服**。

36. 芦根性寒，有**清热生津、除烦止呕、利尿**的功效。

37. 芦根主治病证：①**热病烦渴，舌燥少津**。②**胃热呕哕**。③**肺热或外感风热咳嗽，肺痈吐脓**。④**小便短赤，热淋涩痛**。

38. 芦根内服用量：煎汤，**10～30g**，鲜品可酌加。鲜用或捣汁饮，清热生津力佳。

39. 芦根使用时应注意：芦根甘寒，故**脾胃虚寒者慎服**。

40. 竹叶性寒，有**清热除烦、生津、利尿**的功效。

41. 竹叶主治病证：①**热病烦渴，心火上炎之口舌生疮**。②**热淋，小便不利**。③**热入心包之神昏谵语**。

42. 竹叶内服用量：煎汤，**6～15g**；或入丸散。

43. 竹叶使用应注意：竹叶甘寒清利，故**脾胃虚寒**

及阴虚火旺者不宜服。

44. 淡竹叶有清热除烦、利尿的功效。

45. 淡竹叶主治病证：①热病烦渴。②心火上炎并移热于小肠之口疮、尿赤。③水肿，热淋，湿热黄疸。

46. 决明子性微寒，主治病证：①肝热或肝经风热之目赤肿痛，羞明多泪，目暗不明。②热结肠燥便秘。

47. 决明子内服用量：煎汤，**10~15g**，打碎。

48. 决明子使用应注意：决明子清润缓泻，故脾虚便溏者慎服。

49. 密蒙花性微寒，主治病证：肝热目赤，羞明多泪，眼生翳膜，肝虚目暗，视物昏花。

50. 密蒙花内服用量：煎汤，**6~10g**；或入丸散。

51. 谷精草性平，有疏散风热，明目退翳之功效。

52. 谷精草主治病证：①风热目赤，肿痛羞明，目生翳膜。②风热头痛。

53. 谷精草内服用量：煎汤，**6~15g**；或入丸散。

54. 谷精草使用注意事项：谷精草疏散力较强，故血虚目疾慎服。

55. 青葙子性微寒，有清肝泻火、明目退翳之功效。

56. 青葙子主治病证：肝火上炎，目赤肿痛，目生翳膜。

57. 青葙子内服用量：煎汤，**6~15g**；或入丸散。

中药学专业知识（二）

58. 青葙子使用应注意：青葙子微寒，故**脾胃虚寒者慎服**；又有扩瞳作用，故**瞳孔散大者忌服**。

历年考题

【A 型题】1. 上能清肺润燥，中能清胃生津，下能滋阴降火，治疗实热虚热均可选用的是（　　）

A. 芦根　　　　　　　B. 栀子
C. 知母　　　　　　　D. 石膏
E. 竹叶

【考点提示】C。知母善清上、中、下三焦之热而滋润，上能清肺润燥，中能清胃生津，下能滋阴降火，有良好的清热泻火、滋阴润燥之功。

【A 型题】2. 某女，45 岁，患痰火郁结之瘿瘤数年，近 1 周出现肝阳眩晕与目珠夜痛，治当清肝明目，散结消肿，宜选用的药物是（　　）

A. 谷精草　　　　　　B. 天花粉
C. 密蒙花　　　　　　D. 夏枯草
E. 决明子

【考点提示】D。夏枯草主治病证有：①肝阳或肝火上升之头目眩晕；②目赤肿痛，目珠夜痛；③痰火郁结之瘰疬、瘿瘤。

常用单味中药 第一部分

【B型题】(3~5题共用备选答案)

A. 夏枯草　　　　　　B. 密蒙花
C. 谷精草　　　　　　D. 青葙子
E. 决明子

3. 清热养肝,明目退翳的药是(　　)
4. 清肝明目,润肠通便的药是(　　)
5. 清肝明目,消肿散结的药是(　　)

【考点提示】 B、E、A。密蒙花功效是清热养肝,明目退翳。决明子功效是清肝明目,润肠通便。夏枯草功效是清肝明目,散结消肿。

【B型题】(6~8题共用备选答案)

A. 凉血解毒　　　　　B. 散结消肿
C. 滋阴润燥　　　　　D. 消肿排脓
E. 除烦止呕

6. 天花粉除能清热生津外,还能(　　)
7. 栀子除能泻火除烦外,还能(　　)
8. 知母除能清热泻火外,还能(　　)

【考点提示】 D、A、C。天花粉有清热生津、清肺润燥、消肿排脓的功效。栀子有泻火除烦、清热利尿、凉血解毒、消肿止痛的功效。知母有清热泻火、滋阴润燥的功效。

第二节 清热燥湿药

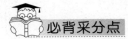

必背采分点

1. 黄芩性寒，有<u>清热燥湿，泻火解毒，止血，安胎</u>之功效。

2. 黄芩主治病证：①<u>湿温，暑湿</u>，湿热胸闷，黄疸，泻痢，淋痛，疮疹。②<u>热病烦渴</u>，肺热咳喘，少阳寒热，咽痛，目赤，火毒痈肿。③<u>血热吐血</u>、咳血、衄血、便血、崩漏。④<u>胎热、胎动不安</u>。

3. 黄芩内服用量：煎汤，**3~10g**；或入丸散。

4. 黄芩用法：生用<u>清热燥湿、泻火解毒</u>作用较强，湿热、热毒诸证宜用。炒黄芩苦寒之性略减，胎热胎动不安宜用。酒炒黄芩<u>能上行</u>，清上焦热宜用。炒炭凉血止血力较强，血热出血宜用。

5. 黄芩使用注意事项：黄芩苦寒燥泄，能伐生发之气，故<u>脾胃虚寒、食少便溏者忌服</u>。

6. 黄连主治病证：①<u>湿热痞满</u>呕吐、泻痢、黄疸。②<u>热病高热</u>、烦躁、神昏，内热心烦不寐，胃火牙痛、口舌生疮。③<u>肝火犯胃</u>呕吐吞酸。④<u>血热妄行吐衄</u>，痈疽肿毒，目赤肿痛，耳道疖肿，湿热疮疹。

7. 黄连与黄芩相比，其清热燥湿力较强，作用偏于心及中焦胃脾，最善**清心胃之火，除中焦湿热**。

8. 黄连配吴茱萸，既清热泻火燥湿，又疏肝和胃制酸，治**肝火犯胃、湿热中阻之呕吐泛酸**。

9. 黄连配半夏、瓜蒌，既泻火化痰，又消散痞结，治**痰火互结之结胸证**效佳。

10. 黄连内服用量：煎汤，**2~10g**；或入丸散。

11. 黄连用法：生用长于泻火解毒燥湿，清心与大肠火。酒炒**引药上行**，并可缓和苦寒之性。姜汁或吴茱萸炒，则**苦泄辛开**，缓和其苦寒害胃之性，并增强降逆止呕作用。

12. 黄连使用注意事项：黄连大苦大寒，过量或久服易伤脾胃，故内服用量不宜过大，也不宜常量久服，**胃寒呕吐或脾虚泄泻者忌服**。

13. 黄柏性寒，有**清热燥湿、泻火解毒、退虚热**的功效。

14. 黄柏主治病证：①**湿热下注之带下、淋浊、脚气、足膝红肿**。②**湿热黄疸，湿热泻痢，湿疹，湿疮**。③**热毒疮肿，口舌生疮，血热出血**。④**阴虚盗汗遗精，骨蒸潮热**。

15. 黄柏配苍术，既清热又燥湿，且走下焦，治湿热诸证，特别是**下焦湿热证**有效。

16. 黄柏内服用量：煎汤，**3~10g**；或入丸散。

17. 黄柏用法：清热燥湿解毒宜生用，清相火退虚热宜**盐水炒用**，止血宜炒炭。

18. 黄柏使用应注意：黄柏苦寒，易伤胃气，故**脾胃虚寒者忌服**。

19. 龙胆性寒，有**清热燥湿、泻肝胆火**的功效。

20. 龙胆主治病证：①**湿热下注**之阴肿阴痒、带下、阴囊湿疹，湿热黄疸。②**肝火上炎**之头痛目赤、耳聋胁痛等。③**高热抽搐，小儿急惊，带状疱疹**。

21. 龙胆内服用量：煎汤，**3~6g**；或入丸散。

22. 龙胆使用注意事项：龙胆大苦大寒，极易伤胃，故用量不宜过大，**脾胃虚寒者忌服**。

23. 苦参性寒，有**清热燥湿，杀虫止痒，利尿**的功效。

24. 苦参主治病证：①**湿疮，湿疹，疥癣，麻风，阴痒，带下**。②**湿热黄疸、泻痢、便血**。③**湿热淋痛，小便不利**。

25. 苦参内服用量：煎汤，**3~10g**；或入丸散。

26. 苦参使用注意事项：苦参苦寒，故**脾胃虚寒者忌服**。反藜芦，故不宜与藜芦同用。

历年考题

【C型题】（1~3题共用题干）

某男，20岁，因饮食不洁导致痢疾，症见大便脓血

常用单味中药 **第一部分**

里急后重，发热腹痛，舌淡红，苔黄腻，脉滑数。医师诊为大肠湿热，处方为黄连、木香，水煎服。

1. 医师在方中选用黄连是因其除湿热燥湿外，又能（ ）

   A. 凉血活血　　　　　B. 收敛止泻
   C. 泻下通便　　　　　D. 湿疹止泻
   E. 泻火解毒

   【考点提示】E。黄连的功效是清热燥湿，泻火解毒。

2. 方中黄连配伍木香除清热燥湿外，又能（ ）

   A. 理气止痛　　　　　B. 缓急止痛
   C. 涩肠止痢　　　　　D. 活血止痛
   E. 杀虫止痢

   【考点提示】A。黄连苦寒，功能清热燥湿、泻火解毒；木香辛苦性温，功能理肠胃气滞而止痛。两药相合，既清热燥湿解毒，又理气止痛，治湿热泻痢腹痛、里急后重每用。

3. 为增强上方止痢之效，拟在方中加用清热解毒，凉血止痢之品，宜选用（ ）

   A. 龙胆　　　　　　　B. 熊胆
   C. 紫草　　　　　　　D. 白鲜皮
   E. 白头翁

   【考点提示】E。白头翁的功效是清热解毒，凉血止痢。

第三节 清热凉血药

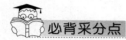

1. 生地黄性寒，有<u>清热凉血，养阴生津，润肠</u>的功效。

2. 生地黄主治病证：①<u>温病热入营血证。②血热吐血、衄血、尿血、崩漏下血。③热病后期伤阴，阴虚发热，内热消渴。④阴虚肠燥便秘</u>。

3. 生地黄内服用量：煎汤，<u>10~30g</u>；或入丸散，或以鲜品捣汁服。

4. 生地黄使用注意事项：生地黄寒滑腻滞，故<u>脾虚食少便溏及湿滞中满者忌服</u>。

5. 玄参性寒，有<u>清热凉血、滋阴降火、解毒散结、润肠</u>的功效。

6. 玄参主治病证：①<u>温病热入营血，温毒发斑。②热病伤阴心烦不眠，阴虚火旺骨蒸潮热。③咽喉肿痛，痈肿疮毒，瘰疬痰核，阳毒脱疽。④阴虚肠燥便秘</u>。

7. 玄参内服用量：煎汤，<u>10~15g</u>；或入丸散。

8. 玄参使用时应注意：玄参寒滑腻滞，故<u>脾胃虚寒、胸闷食少便溏者忌服</u>。反藜芦。

9. 牡丹皮性微寒，有**清热凉血、活血散瘀、退虚热**之功效。

10. 牡丹皮主治病证：①**温病热入血分而发斑疹，血热吐血、衄血**。②**温病后期阴虚发热，久病伤阴无汗骨蒸**。③**血滞经闭、痛经，产后瘀阻，癥瘕，跌打伤肿**。④**痈肿疮毒，肠痈腹痛**。

11. 牡丹皮内服用量：煎汤，**6~12g**；或入丸散。

12. 牡丹皮用法：清热凉血宜生用，活血化瘀宜**酒炒用**，止血宜炒炭用。

13. 牡丹皮使用注意事项：牡丹皮清泄行散，故**血虚有寒、孕妇及月经过多者不宜服**。

14. 赤芍性微寒，有**清热凉血、散瘀止痛、清肝火**的功效。

15. 赤芍主治病证：①**温病热入营血之斑疹吐衄，火热内伤之血热吐衄，皮下出血**。②**血滞经闭、痛经，产后瘀阻，癥瘕，跌打肿痛**。③**痈肿疮毒，目赤肿痛，肝郁化火胁痛**。

16. 赤芍内服用量：煎汤，**6~15g**；或入丸散。

17. 赤芍使用时应注意：赤芍苦而微寒，故**经闭、痛经证属虚寒者忌服**。反藜芦，忌同用。

18. 紫草性寒，有**凉血活血、解毒透疹**之功效。

19. 紫草主治病证：①**温病血热毒盛之斑疹紫黑，**

防治麻疹。②**疮疡，湿疹，阴痒，水火烫伤**。

20. 紫草内服用量：煎汤，**3~10g**；或入丸散。

21. 紫草使用注意事项：紫草性寒而滑利，故**脾虚便溏者忌服**。

22. 水牛角性寒，有**清热凉血、泻火解毒、定惊**的功效。

23. 水牛角主治病证：**高热神昏，血热斑疹吐衄，惊风**。

24. 水牛角内服用量：煎汤，**15~30g**，大剂量60~120g，宜锉碎先煎3小时以上。水牛角浓缩粉，每次1.5~3g，1日2次，开水冲下。代犀角宜加量。

25. 水牛角使用注意事项：水牛角性寒，故**脾胃虚寒者不宜服**。

历年考题

【X型题】玄参的功效有（　　）

A. 定惊　　　　　　B. 清热凉血

C. 凉血活血　　　　D. 滋阴降火

E. 解毒散结

【考点提示】BDE。玄参有清热凉血、滋阴降火、解毒散结、润肠的功效。

第四节　清热解毒药

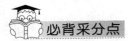

1. 金银花性寒，有**清热解毒，疏散风热**的功效。

2. 金银花主治病证有：**①外感热病，风热表证。②痈疮疖肿，肠痈，肺痈，乳痈。③热毒泻痢**。

3. 金银花内服用量：煎汤，**10~20g**；或入丸、散。治血痢及便血多炒炭用。

4. 金银花使用注意事项：性寒，故**脾胃虚寒及气虚疮疡脓清者不宜服**。

5. 金银花配连翘，**既清热解毒，又疏散风热，兼散结利尿**，治外感风热每用，治咽喉红肿、热毒痈肿及内痈无论兼表与否皆宜。

6. 连翘性微寒，既善清解热毒，又能疏透消散，还兼利尿。素有**"疮家圣药"**之称，为治热入心包证所常用。

7. 连翘有**清热解毒、疏散风热、消肿散结、利尿**之功效。

8. 连翘主治病证：**①外感热病，风热表证。②痈肿疮毒，乳痈，肺痈，瘰疬痰核。③热淋涩痛**。

9. 连翘内服用量：煎汤，**6~15g**；或入丸散。

10. 连翘使用注意事项：连翘苦而微寒，故**脾胃虚寒及气虚脓清者不宜服**。

11. 蒲公英性寒，有**清热解毒，消痈散结，利湿通淋**的功效。

12. 蒲公英主治病证：①**乳痈，痈肿疮毒，各种内痈**。②**咽喉肿痛，目赤肿痛，毒蛇咬伤**。③**湿热黄疸，热淋涩痛**。

13. 蒲公英内服用量：煎汤，**10~20g**，鲜品酌加；或入丸散。

14. 蒲公英使用注意事项：蒲公英用量过大，可致缓泻，故**脾虚便溏者慎服**。

15. 大青叶性寒，有**清热解毒，凉血消斑，利咽消肿**的功效。

16. 大青叶主治病证：①**温病热入血分之高热、神昏、发斑**。②**丹毒，咽喉肿痛，口疮，痄腮，痈肿疮毒**。

17. 大青叶内服用量：煎汤，**10~15g**；或入丸散。

18. 大青叶使用注意事项：大青叶味苦大寒，故**脾胃虚寒者忌服**。

19. 板蓝根主治病证：①**温病发热、头痛或发斑疹**。②**咽喉肿痛，痄腮，痈肿疮毒，丹毒，大头瘟疫**。

20. 板蓝根性寒，有**清热解毒，凉血，利咽**的功效。

21. 板蓝根使用注意事项：板蓝根苦寒，故**脾胃虚**

寒者慎服。

22. 牛黄苦凉清泄，芳香开化，有**清热解毒、息风止痉、化痰开窍**的功效。

23. 牛黄主治病证：**①热毒疮肿，咽喉肿烂，口舌生疮，瘰疬。②温病高热动风，小儿急惊抽搐，痰热癫痫。③温病热入心包神昏，中风痰热神昏**。

24. 牛黄配珍珠，治咽喉肿烂、口舌生疮，有**清热解毒生肌**之效。

25. 牛黄配珍珠，治痰热神昏、中风痰迷，有**清心凉肝、化痰开窍**之功。

26. 牛黄的用法用量：①内服：入丸散，**0.15~0.35g**。②外用：适量，研末敷患处。

27. 牛黄使用注意事项：牛黄性凉，故**非实热证不宜用，孕妇慎服**。

28. 鱼腥草性微寒，主治病证：**①肺痈咳吐脓血，肺热咳嗽痰稠。②热毒疮疡，湿热泻痢。③热淋涩痛**。

29. 鱼腥草有**清热解毒**，排脓消痈，利尿通淋的功效。

30. 鱼腥草配桔梗，**清热宣肺、祛痰止咳、利咽排脓**，治肺痈咳吐脓血、肺热咳嗽痰稠可投。

31. 射干性寒，主治病证：**①咽喉肿痛（证属热结痰瘀者尤宜）②痰多咳喘。③久疟疟母，经闭，痈肿，瘰疬，癥瘕**。

32. 射干有**清热解毒，祛痰利咽，散结消肿**的功效。

33. 射干使用注意事项：射干苦寒缓泻，又能散血，故**孕妇及脾虚便溏者忌服**。

34. 白头翁性寒，有**清热解毒、凉血止痢**的功效。

35. 白头翁主治病证：①**热毒血痢**。②**阿米巴痢疾**。

36. 白头翁内服用量：煎汤，**6~15g**；或入丸散。

37. 白头翁使用应注意：白头翁苦寒泄降，故**虚寒泻痢者忌服**。

38. 败酱草性微寒，有**清热解毒，消痈排脓，祛瘀止痛**的功效。

39. 败酱草主治病证：①**肠痈，肝痈，肺痈，痈肿疮毒**。②**血滞胸痛腹痛，产后瘀阻腹痛**。

40. 败酱草内服用量：煎汤，**6~15g**；或入丸散。

41. 败酱草使用注意事项：败酱草易伤脾胃，故**脾虚食少便溏者忌服**。

42. 青黛性寒，有**清热解毒、凉血消斑、定惊**的功效。

43. 青黛主治病证：①**热毒发斑，血热吐血、咯血、衄血等证**。②**小儿急惊发热抽搐**。③**肝火扰肺之咳嗽胸痛、痰中带血**。④**痄腮肿痛，喉痹，火毒痈疮**。

44. 青黛内服用量：**1.5~3g**，冲服，或入丸散。

45. 青黛使用注意事项：青黛性寒易伤胃，故**胃寒者慎服**。部分患者服后出现恶心、呕吐、腹痛、腹泻、便血诸症状，也能影响肝功能，严重者可抑制骨髓造血功能，引起血小板减少。

46. 重楼性微寒，有**清热解毒、消肿止痛、凉肝定惊**的功效。

47. 重楼主治病证：**①痈肿疮毒，毒蛇咬伤。②小儿惊风抽搐。③跌打肿痛，外伤出血**。

48. 重楼内服用量：煎汤，**5~10g**；或入丸散，并酌减。

49. 重楼使用注意事项：重楼苦寒清解行散，故**孕妇、体虚、无实火热毒及阴疽患者忌服**。

50. 穿心莲性寒，有**清热解毒、燥湿**的功效。

51. 穿心莲主治病证：**①温病初起，感冒发热，肺热咳喘，肺痈，咽喉肿痛。②痈疮疖肿，毒蛇咬伤。③湿热泻痢，热淋涩痛，湿疹**。

52. 穿心莲内服用量：煎汤，**6~15g**；或入丸散、片剂。

53. 穿心莲使用注意事项：穿心莲苦寒，易伤胃气，故**不宜多服久服，脾胃虚寒者不宜服**。

54. 白鲜皮性寒，主治病证：**①湿热疮疹，疥癣瘙痒。②湿热黄疸，风湿热痹**。

55. 白鲜皮有**清热解毒，祛风燥湿，止痒**的功效。

56. 白鲜皮使用注意事项：白鲜皮寒，故**脾胃虚寒**

者忌服。

57. 半边莲性寒，有**清热解毒、利水消肿**的功效。

58. 半边莲主治病证：①**毒蛇咬伤，蜂蝎刺蜇**。②**大腹水肿，小便不利，黄疸尿少**。

59. 半边莲内服用量：煎汤，**干品 10～20g，鲜品 30～60g**。

60. 半边莲使用时应注意：半边莲甘寒清利，故**水肿兼虚者慎服**。

61. 土茯苓性平，有**解毒、利湿、通利关节**的功效。

62. 土茯苓主治病证：①**梅毒，或因患梅毒服汞剂而致肢体拘挛者**。②**淋浊，带下，脚气，湿疹，湿疮**。

63. 土茯苓内服用量：煎汤，**15～60g**；或入丸散。也可煎汤含漱。

64. 山豆根性寒，有**清热解毒，消肿利咽**的功效。

65. 山豆根主治病证：①**火毒蕴结之咽喉肿痛，肺热咳嗽**。②**牙龈肿痛，痈肿疮毒，湿热黄疸**。

66. 山豆根内服用量：煎汤，**3～6g**；或磨汁服。

67. 山豆根使用注意事项：山豆根苦寒有毒，故内服不宜过量，**脾胃虚寒、食少便溏者忌服**。

68. 马齿苋性寒，有**清热解毒，凉血止血，通淋**的功效。

69. 马齿苋主治病证：①**热毒血痢，热毒疮疡**。②血热崩漏、便血。③热淋，血淋。

70. 马齿苋内服用量：煎汤，**干品 9~15g，鲜品 30~60g**；或鲜品捣汁。

71. 马齿苋止血宜用**鲜品捣汁服**。

72. 马齿苋使用注意事项：马齿苋寒滑，故**脾虚便溏或泄泻者不宜服**。

73. 大血藤性平，主治病证：**①肠痈腹痛，痈肿疮毒。②跌打损伤，痛经，经闭，产后瘀阻。③风湿痹痛**。

74. 大血藤有**清热解毒，活血止痛，祛风通络**的功效。

75. 大血藤使用注意事项：大血藤苦泄行血，故**孕妇慎服**。

76. 白花蛇舌草性寒，有**清热解毒、消痈、利湿**的功效。

77. 白花蛇舌草主治病证：**①痈肿疮毒，咽喉肿痛，肠痈，毒蛇咬伤。②热淋涩痛，小便不利。③胃癌，食管癌，直肠癌**。

78. 白花蛇舌草内服用量：煎汤，**15~60g**，鲜品加倍；或鲜品绞汁。

79. 白花蛇舌草使用注意事项：白花蛇舌草寒凉清利，故**阴疽及脾胃虚寒者忌服**。

80. 野菊花性微寒，有**清热解毒、疏风平肝**的功效。

81. 野菊花主治病证：**①疔疮痈肿。②风热感冒，**

咽喉肿痛。③目赤肿痛,头痛眩晕。

82. 野菊花内服用量:煎汤,**10~15g**;或入丸散。

83. 野菊花使用注意事项:野菊花苦辛性寒,故**脾胃虚寒者慎服**。

84. 地锦草性平,有<u>清热解毒、活血止血、利湿退黄</u>的功效。

85. 地锦草主治病证:①**热毒泻痢,疮疖痈肿,毒蛇咬伤**。②<u>咯血,尿血,便血,崩漏</u>。③<u>湿热黄疸</u>。

86. 地锦草内服用量:煎汤,**15~30g**;或鲜品捣烂加米酒取汁。

87. 紫花地丁性寒,有<u>清热解毒,凉血消肿</u>的功效。

88. 紫花地丁主治病证:①**疔疮肿毒,痈疽发背,丹毒,乳痈,肠痈**。②<u>目赤肿痛</u>。③<u>毒蛇咬伤</u>。

89. 紫花地丁内服用量:煎汤,**10~20g**;或入丸散。

90. 紫花地丁使用注意事项:紫花地丁苦寒,故**阴疽疮疡慎用**。

91. 金荞麦性平,有<u>清热解毒、祛痰排脓、散瘀止痛</u>的功效。

92. 金荞麦主治病证:①<u>肺痈,肺热咳痰,咽喉肿痛</u>。②<u>热毒痢疾,痈肿疮毒,瘰疬,蛇虫咬伤</u>。③<u>跌打损伤,风湿痹痛,痛经</u>。

93. 金荞麦内服用量:煎汤,**15~30g**;或入丸散。

94. 金荞麦使用注意事项：金荞麦微寒，能缓通大便，故**脾虚便溏者慎服**。

95. 鸦胆子性寒，有**清热解毒、燥湿杀虫、止痢截疟、腐蚀赘疣**的功效。

96. 鸦胆子主治病证：**①热毒血痢，休息痢。②疟疾。③赘疣，鸡眼（外用）**。

97. 鸦胆子内服用量：每次**10~15粒（治疟疾）或10~30粒（治痢）**，或0.5~2g，每日3次。味极苦，不宜入煎剂，应去壳取仁，装入胶囊，或以龙眼肉或馍皮包裹吞服。

98. 鸦胆子使用应注意：鸦胆子有小毒，能刺激胃肠道、损害肝肾，故宜中病即止，不可多用久服；孕妇、婴幼儿慎用，**脾胃虚弱、胃肠出血、肝肾病者忌服**。

99. 垂盆草性凉，有**清热解毒、利湿退黄**的功效。

100. 垂盆草主治病证：**①疮疡肿毒，毒蛇咬伤，水火烫伤。②湿热黄疸，水肿兼热，小便不利**。

101. 垂盆草内服用量：煎汤，**干品10~30g，鲜品50~100g**；或入丸散，或捣汁。

102. 秦皮性寒，有**清热解毒，燥湿止带，清肝明目**的功效。

103. 秦皮主治病证：**①湿热泻痢。②赤白带下。③目赤肿痛，目生翳膜**。

104. 秦皮内服用量：煎汤，**3～12g**；或入丸散。

105. 秦皮使用时应注意：秦皮苦寒，故<u>脾胃虚寒者忌服</u>。

106. 马勃性平，有<u>清肺、解毒、利咽、止血</u>的功效。

107. 马勃主治病证：<u>①风热或肺热之咽喉肿痛、咳嗽失音。②血热吐衄，外伤出血</u>。

108. 马勃内服用量：煎汤，**3～6g**；或入丸散。

109. 木蝴蝶性凉，善<u>清热利咽、疏肝和胃</u>，既为治咽喉肿痛之要药，又为治肝胃气痛所常用。

110. 木蝴蝶主治病证：<u>①咽喉肿痛，音哑。②肝胃气痛</u>。

111. 木蝴蝶内服用量：煎汤，**3～6g**；或研末，或入丸散。

112. 半枝莲性寒，有<u>清热解毒，散瘀止血，利水消肿</u>的功效。

113. 半枝莲主治病证：<u>①疮痈肿毒，毒蛇咬伤，癌肿。②跌打损伤，吐血衄血。③大腹水肿，血淋涩痛</u>。

114. 半枝莲内服用量：煎汤，<u>**干品15～30g**，鲜品**30～60g**</u>。

115. 半枝莲使用注意事项：半枝莲性寒而散瘀血，故<u>孕妇及脾胃虚寒者慎服</u>。

常用单味中药 **第一部分**

历年考题

【A 型题】1. 牛黄不具有的功效是(　　)
A. 清热解毒　　　　B. 息风止痉
C. 利水通淋　　　　D. 化痰
E. 开窍

【考点提示】C。牛黄的功效是清热解毒，息风止痉，化痰开窍。

【A 型题】2. 某医师治初产妇乳肿痛最喜用蒲公英，此因蒲公英清热解毒而消痈肿外，又能(　　)
A. 活血　　　　　　B. 凉血
C. 通络　　　　　　D. 化痰
E. 通乳

【考点提示】E。蒲公英既清解热毒而消痈肿，又利湿与通乳。虽善治各种疮痈，但以治乳痈最佳，并治火毒咽痛、目赤及湿热黄疸、淋痛。

【B 型题】(3～6 题共用备选答案)
A. 清热解毒，排脓消痈
B. 清热解毒，祛痰利咽
C. 清热解毒，活血止痛
D. 清热解毒，祛风燥湿
E. 清热解毒，凉血止痢

3. 大血藤的功效是(　　)
4. 鱼腥草的功效是(　　)

5. 白鲜皮的功效是（　　）

6. 白头翁的功效是（　　）

【考点提示】C、A、D、E。大血藤的功效是清热解毒，活血止痛，祛风通络。鱼腥草的功效是清热解毒，排脓消痈，利尿通淋。白鲜皮的功效是清热解毒，祛风燥湿，止痒。白头翁的功效是清热解毒，凉血止痢。

【B型题】（7～9题共用备选答案）

A. 散风　　　　　　　　B. 凉血
C. 祛痰　　　　　　　　D. 疏肝
E. 敛肺

7. 射干除清热利咽外，又能（　　）

8. 木蝴蝶除清热利咽外，又能（　　）

9. 板蓝根除清热利咽外，又能（　　）

【考点提示】C、D、B。射干的功效是清热解毒，祛痰利咽，散结消肿。木蝴蝶的功效是清热利咽，疏肝和胃。板蓝根的功效是清热解毒，凉血，利咽。

第五节　清虚热药

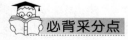

必背采分点

1. 青蒿性寒，有**退虚热、凉血、解暑、截疟**的功效。

2. 青蒿配白薇，既善**退虚热、凉血热，又兼透散**；既治阴虚发热、小儿疳热（兼表邪尤宜），又治营血分有热及阴分伏热等证。

3. 青蒿配鳖甲，既善清退虚热，又能滋阴凉血，**治阴虚发热每用**。

4. 青蒿主治病证：**①阴虚发热，骨蒸潮热，虚热兼表。②热病后期之夜热早凉，或低热不退。③血热疹痒、吐血、衄血。④疟疾寒热。⑤暑热外感，暑热烦渴**。

5. 青蒿配白薇，既善退虚热、凉血热，又兼透散，**既治阴虚发热、小儿疳热（兼表邪尤宜），又治营血分有热及阴分伏热等**。

6. 青蒿配黄芩，**清肝胆火毒湿热力强**，治肝胆火毒湿热每投。

7. 青蒿配鳖甲，**既清退虚热，又滋阴凉血**，治阴虚发热每用。

8. 青蒿的用法用量：①内服：煎汤，**6~12g**，不宜久煎；或鲜品绞汁。②外用：适量，鲜品捣敷，或干品煎汤洗。

9. 青蒿使用注意事项：青蒿苦辛而寒，故**脾虚肠滑者不宜服**。

10. 地骨皮性寒，有**退虚热、凉血、清肺降火、生津**的功效。

11. 地骨皮主治病证：①**阴虚发热，有汗骨蒸，小儿疳热。**②**血热吐血、衄血、尿血。**③**肺热咳嗽。**④**内热消渴。**

12. 地骨皮配桑白皮，既清肺火，又利尿导热邪从小便出，且润肺脏而不苦泄伤阴，故**治肺热咳嗽每用**。

13. 地骨皮内服用量：煎汤，**6~15g**；或入丸散。

14. 地骨皮使用注意事项：地骨皮甘寒清润，故**脾虚便溏及表邪未解者不宜服**。

15. 白薇性寒，有**退虚热、凉血清热、利尿通淋、解毒疗疮**的功效。

16. 白薇主治病证：①**阴虚发热，骨蒸潮热，产后虚热，阴虚外感。**②**温病热入营血证；肺热咳嗽。**③**热淋，血淋。**④**痈肿疮毒，咽喉肿痛，毒蛇咬伤。**

17. 白薇配玉竹，既滋阴又透表，治**阴虚外感**。

18. 白薇内服用量：煎汤，**3~12g**；或入丸散。

19. 白薇使用注意事项：白薇性寒益阴，故**脾虚食少便溏者不宜服**。

20. 胡黄连性寒，有**退虚热、除疳热、清湿热、解热毒**的功效。

21. 胡黄连主治病证：**①骨蒸潮热。②小儿疳热。③湿热泻痢，黄疸。④咽痛，疮肿，痔肿便血**。

22. 胡黄连使用注意事项：胡黄连苦寒，故**脾虚中寒者忌服**。

23. 银柴胡性微寒，有**退虚热、清疳热**的功效。

24. 银柴胡主治病证：**①阴虚发热，骨蒸劳热。②小儿疳热**。

25. 银柴胡内服用量：煎汤，**3~9g**；或入丸散。

26. 银柴胡使用注意事项：银柴胡微寒，故**外感风寒及血虚无热者忌服**。

历年考题

【B型题】（1~2题共用备选答案）

A. 凉血，生津　　　　B. 凉血，解暑
C. 清肺，化痰　　　　D. 祛痰，利咽
E. 活血，利咽

1. 青蒿除能退虚热外，还能（　　）
2. 地骨皮除能退虚热外，还能（　　）

【考点提示】B、A。青蒿具有退虚热、凉血、解暑、截疟的功效。地骨皮具有退虚热、凉血、清肺降火、生津的功效。

第三章 泻下药

第一节 攻下药

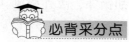

1. 泻下药适用于**大便秘结、胃肠积滞、实热内结及水肿停饮**等里实证。有些药物兼治癥瘕、虫积等。

2. 大黄苦寒沉降,清泄通利,泻热通便力甚强,素称"**将军**"。

3. 大黄有**泻下攻积、清热泻火、解毒止血、活血祛瘀**的功效。

4. 大黄主治病证:①**大便秘结**,胃肠积滞,湿热泻痢初起。②**火热上攻**之目赤、咽喉肿痛、口舌生疮、牙龈肿痛。③热毒疮肿,水火烫伤。④**血热吐血**、衄血、咯血、便血。⑤**瘀血经闭**,产后瘀阻腹痛,癥瘕积聚,跌打损伤。⑥**湿热黄疸**,淋证涩痛。

5. 大黄配芒硝既善泻下攻积,又善润软燥屎,还善清热泻火，治**实热积滞、大便燥结、坚硬难下**效佳。

6. 大黄配巴豆、干姜，巴豆得大黄，其泻下之力变缓和而持久；大黄得巴豆，其寒性可去；再加温中散寒之干姜，以助散寒之力。故**善治寒积便秘**。

7. 大黄内服用量：煎汤，一般用 5～10g，热结重症用 **15～20g**，散剂减半。

8. 大黄用法：生大黄**泻下作用强**，欲攻下者宜生用，入汤剂应后下，久煎则泻下力减弱；亦可用开水泡服，或研末吞服。酒大黄，取酒上行之性，多用于**上部火热之证**。制大黄，泻下力减弱，活血作用较好，多用于**瘀血证或不宜峻下者**。大黄炭则凉血化瘀止血。

9. 大黄使用注意事项：大黄苦寒，善攻下泻热、活血逐瘀，故**妇女妊娠期、月经期、哺乳期应慎服或忌服**。又易伤胃气与气血，故脾胃虚寒、气血亏虚、无瘀血、无积滞、阴疽或痈肿溃后脓清者不可妄用。

10. 芒硝性寒，有**泻下、软坚、清热、回乳（外用）**的功效。

11. 芒硝主治病证：①**实热积滞，大便燥结**。②**咽喉肿痛，口舌生疮，目赤肿痛，疮疡，乳痈，肠痈，痔疮肿痛**。

12. 芒硝内服用量：汤剂，**10～15g**，冲入药汁内或开水溶化；或入丸散。

13. 芒硝使用注意事项：芒硝咸寒攻下，故**脾胃虚**

寒者及孕妇忌服。哺乳期妇女患乳痈外敷时，见效即停用，以免敷用太过，乳汁减少。

14. 芦荟性寒，既**泄热通便，又清泻肝火**，还能杀虫。

15. 芦荟主治病证：①**热结便秘，肝经实火，肝热惊风**。②**小儿疳积，虫积腹痛**。③**癣疮（外用）**。

16. 芦荟使用注意事项：芦荟苦寒通泻，故**脾胃虚寒、食少便溏及孕妇忌服**。

17. 番泻叶性寒，有**泻热通便、消积健胃**的功效。

18. 番泻叶主治病证：①**热结便秘**。②**食积胀满**。③**水肿胀满**。

19. 番泻叶内服用量：煎汤或开水泡服，缓下，1.5~3g；攻下，**5~10g**。入汤剂后下。

20. 番泻叶使用注意事项：番泻叶攻下力猛，故**妇女哺乳期、月经期及孕妇忌服**。剂量过大，可致恶心、呕吐、腹痛等，故不宜过量服。

历年考题

【A 型题】1. 芦荟除泻下外，又能(　　)

A. 清肝，杀虫　　　　B. 清心，利尿

C. 清肺，化痰　　　　D. 清胃，止呕

E. 清胆，截疟

【考点提示】A。芦荟的功效是泻下，清肝，杀虫。

【A型题】2. 某男,40岁,患热结便秘,兼肝经实火,宜选用的药是(　　)

　　A. 龙胆　　　　　　B. 芦荟
　　C. 芒硝　　　　　　D. 番泻叶
　　E. 青葙子

【考点提示】B。芦荟的主治病证有:①热结便秘,肝经实火,肝热惊风。②小儿疳积,虫积腹痛。③癣疮(外用)。

【X型题】3. 大黄苦寒清泄,沉降下行,既入脾、胃、大肠经,又入心、肝血分。根据其性能特点,可知其功效为(　　)

　　A. 软坚润燥　　　　B. 泻下攻积
　　C. 清热泻火　　　　D. 解毒止血
　　E. 活血祛瘀

【考点提示】BCDE。大黄有泻下攻积、清热泻火、解毒止血、活血祛瘀的功效。

第二节　润下药

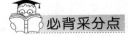

1. 火麻仁性平,有<u>润肠通便</u>功效。

2. 火麻仁主治病证：老人、产妇及体虚之<u>津枯肠燥便秘</u>。

3. 火麻仁内服用量：煎汤，**10~15g**，生用打碎；或捣取汁煮粥，或入丸散。

4. 火麻仁使用注意事项：火麻仁虽无毒，但超大量食入，也可引起中毒，症状为<u>恶心、呕吐、腹泻、四肢麻木、失去定向力、抽搐、精神错乱、昏迷及瞳孔散大</u>等。

5. 郁李仁性平，有<u>润肠通便，利水消肿</u>的功效。

6. 郁李仁主治病证：<u>①肠燥便秘。②水肿腹满，脚气浮肿</u>。

7. 郁李仁内服用量：煎汤，**5~12g**，生用打碎；或入丸散。

8. 郁李仁使用注意事项：郁李仁滑肠，故<u>孕妇慎服，大便不实者忌服</u>。

第三节　峻下逐水药

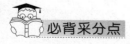

1. 甘遂性寒，有<u>泻水逐饮、消肿散结</u>的功效。

2. 甘遂主治病证：<u>①身面浮肿，大腹水肿，胸胁停</u>

饮。②风痰癫痫。③痈肿疮毒。

3. 甘遂内服用量：宜入丸散，每次**0.5～1g**。本品有效成分不溶于水，醋制可减低毒性。

4. 甘遂使用注意事项：甘遂峻泻有毒，故**孕妇及虚寒阴水者忌服，体弱者慎服，不可连续或过量服用**。又对消化道有较强的刺激性，服后易出现恶心呕吐、腹痛等副作用，用枣汤送服或研末装胶囊吞服，可减轻反应。反甘草，不宜与甘草同用。

5. 巴豆性热，有**泻下冷积、逐水退肿、祛痰利咽、蚀疮去腐**的功效。

6. 巴豆主治病证：①**寒积便秘，腹满胀痛，小儿痰食积滞**。②**大腹水肿**。③**寒实结胸，喉痹痰阻**。④**痈肿脓成未溃，恶疮烂肉，疥癣**。

7. 巴豆内服用量：入丸散或装胶囊，**0.1～0.3g**，不入汤剂；止泻必须炒炭服。内服宜制成巴豆霜，以降低毒性。

8. 巴豆使用注意事项：巴豆辛热峻下有大毒，故**孕妇及体弱者忌服，以免堕胎或再伤脾胃**。服巴豆时，不宜食热粥、饮开水等热物，以免加剧泻下。服巴豆后如泻下不止者，用黄连、黄柏煎汤冷服，或食冷粥以缓解。畏牵牛子，不宜与之同用。

9. 京大戟性寒，主治病证：①**身面浮肿，大腹水**

肿，胸胁停饮。②痈肿疮毒，瘰疬痰核。

10. 京大戟内服用量：汤剂，**1.5~3g**；散剂，**0.5~1g**。内服宜醋制用，醋制可减低毒性。

11. 京大戟有**泻水逐饮，消肿散结**的功效。

12. 红大戟性寒，主治病证：**①身面浮肿，大腹水肿，胸胁停饮。②痈肿疮毒，瘰疬痰核**。

13. 红大戟有**泻水逐饮、消肿散结**的功效。

14. 红大戟使用注意事项：红大戟峻泻有毒，故**体虚者慎服，孕妇忌服**。

15. 牵牛子性寒，有**泻下、逐水、去积、杀虫**的功效。

16. 牵牛子主治病证：**①水肿，鼓胀，痰饮喘满。②大便秘结，食积停滞。③虫积腹痛**。

17. 牵牛子内服用量：汤剂，**3~6g**，打碎；散剂，每次**1.5~3g**。生用或炒用，炒用药性较缓，副作用较小。

18. 牵牛子使用注意事项：牵牛子峻泻有毒，故**孕妇忌服，体弱者慎服，不宜多服、久服**。不宜与巴豆同用。服用大剂量牵牛子，除对胃肠的直接刺激引起呕吐、腹痛、腹泻与黏液血便外，还可能刺激肾脏，引起血尿，重者尚可损及神经系统，发生语言障碍、昏迷等。

常用单味中药 第一部分

19. 芫花性温,有**泻水逐饮、祛痰止咳;外用杀虫疗疮**的功效。

20. 芫花主治病证:**①身面浮肿,大腹水肿,胸胁停饮。②寒痰咳喘。③头疮,白秃,顽癣,冻疮**。

21. 芫花内服用量:汤剂,**1.5~3g**;散剂,每次**0.5~1g**。醋制能减低毒性。

22. 芫花使用注意事项:芫花峻泻有毒,故**孕妇、体虚,或有严重心脏病、溃疡病、消化道出血者忌服,不宜连续或过量服用**。反甘草,不宜与甘草同用。

23. 千金子性温,有**泻水逐饮、破血消癥**的功效。

24. 千金子主治病证:**①水肿,鼓胀。②癥瘕,经闭。③顽癣,赘疣,毒蛇咬伤**。

25. 千金子内服用量:制霜后入丸散,**0.5~1g**,或装胶囊;选用肠溶胶囊,可减轻对胃的刺激。

26. 千金子使用注意事项:千金子辛温毒大,泻下力猛,故**孕妇、体质虚弱,以及患严重消化道溃疡病、心脏病者忌服**,不可连续或过量服用。

历年考题

【A 型题】1. 性寒,既泻水逐饮,又消肿散结的药是(　　)

　　A. 巴豆　　　　　　　　B. 大黄

C. 芫花 D. 甘遂

E. 千金子

【考点提示】D。甘遂苦、寒；有毒。归肺、肾、大肠经。具泻水逐饮，消肿散结的功效。

【X型题】2. 京大戟与红大戟的共同功效有（ ）

A. 泻下冷积 B. 泻水逐饮

C. 消肿散结 D. 祛痰利咽

E. 破血消癥

【考点提示】BC。京大戟的功效是泻水逐饮，消肿散结。红大戟的功效是泻水逐饮，消肿散结。

第四章 祛风湿药

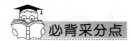
必背采分点

1. 祛风湿药适用于<u>风湿痹痛、筋脉拘挛、麻木不仁、腰膝酸痛、下肢痿弱，或热痹关节红肿</u>；兼治痹证兼肝肾不足、外感表证夹湿、头风头痛等。

2. 独活作用偏里偏下，主散在里伏风及寒湿而通利关节止痛，尤善治<u>少阴伏风头痛及下半身风寒湿痹</u>。

3. 独活性微温，有<u>祛风湿、止痛、解表</u>的功效。

4. 独活主治病证：<u>①风寒湿痹，腰膝酸痛。②表证夹湿。③少阴头痛，皮肤湿痒。</u>

5. 羌活配独活，走里达表，<u>散风寒湿、通痹止痛力强</u>，治风湿痹痛无论上下均可。

6. 独活内服用量：煎汤，<u>3~10g</u>；或入丸散，浸酒。

7. 独活使用注意事项：独活辛温苦燥，易伤气耗血，故素体阴虚血燥或气血亏虚，以及无风寒湿邪者慎服，**肝风内动者忌服**。

8. 威灵仙性温，有**祛风湿、通经络、消痰水、治骨鲠**的功效。

9. 威灵仙主治病证：**①风寒湿痹，肢体拘挛，瘫痪麻木。②痰饮积聚，诸骨鲠喉**。

10. 威灵仙使用注意事项：威灵仙性走窜，久服易伤正气，故**体弱者慎服**。

11. 防己性寒，有**祛风湿、止痛、利水**的功效。

12. 防己主治病证：**①风湿痹痛，尤以热痹为佳。②水肿，腹水，脚气浮肿，小便不利**。

13. 防己内服用量：煎汤，**5~10g**；或入丸散。

14. 防己使用注意事项：防己苦寒伤胃，故内服不宜大量，**脾胃虚寒、食欲不振、阴虚及无湿热者忌服**。

15. 秦艽性微寒，有**祛风湿、舒筋络、清虚热、利湿退黄**的功效。

16. 秦艽主治病证：**①风湿热痹，风寒湿痹，表证夹湿。②骨蒸潮热。③湿热黄疸**。

17. 秦艽内服用量：煎汤，**5~10g**；或入丸散。

18. 秦艽使用时注意事项：秦艽微寒而无补虚之功，故**久病虚羸、溲多、便溏者慎服**。

19. 徐长卿性温，有**祛风止痛、活血通络、止痒、解蛇毒**的作用。

20. 徐长卿主治病证：**①风湿痹痛，脘腹痛，牙痛，术后痛，癌肿痛。②跌打肿痛。③风疹，湿疹，顽癣。④毒蛇咬伤**。

21. 徐长卿内服用量：煎汤，**3~10g**，不宜久煎；散剂，1.5~3g；或浸酒。

22. 木瓜性温，有**舒筋活络、化湿和中、生津开胃**的功效。

23. 木瓜主治病证：**①风湿痹痛，筋脉拘挛，脚气肿痛。②湿浊中阻所致吐泻转筋。③津亏食少（消化不良）证**。

24. 木瓜使用注意事项：木瓜酸温，故**阴虚腰膝酸痛及胃酸过多者忌服**。

25. 桑寄生性平，有**祛风湿、补肝肾、强筋骨、安胎**的功效。

26. 桑寄生主治病证：**①风湿痹证，腰膝酸痛。②肝肾虚损，冲任不固所致胎漏，胎动不安**。

27. 桑寄生配独活，**既祛风寒湿，又能强腰膝**，治风湿痹痛、腰膝酸软者可投。

28. 桑寄生内服用量：煎汤，**10~20g**；或入丸散，或浸酒。

29. 五加皮有**祛风湿、补肝肾、强筋骨、利水**的功效。

30. 五加皮内服用量：煎汤，**5～10g**；或入丸散，浸酒。

31. 蕲蛇性温，主治病证：<u>①风湿痹痛，筋脉拘挛。</u>②中风半身不遂，口眼㖞斜，肢体麻木。<u>③破伤风，急惊风，慢惊风。</u>④麻风，顽癣，皮肤瘙痒。

32. 蕲蛇有<u>祛风通络、定惊止痉</u>的功效。

33. 蕲蛇使用注意事项：蕲蛇性温，故<u>阴虚血热者慎服</u>。

34. 豨莶草性寒，有<u>祛风湿、通经络、清热解毒、降血压</u>的功效。

35. 豨莶草主治病证：<u>①风湿痹痛，肢体麻木。②中风手足不遂。</u>③痈肿疮毒，湿疹瘙痒。<u>④高血压病</u>。

36. 豨莶草配臭梧桐，既祛风湿、通经络，<u>治风湿痹痛筋脉拘麻</u>；又降血压，<u>治高血压病</u>。若为风湿痹痛肢麻又兼高血压者用之最宜。

37. 豨莶草内服用量：煎汤，**10～15g**；或入丸散。治风寒湿痹宜制用；治热痹、痈肿、湿疹宜生用。

38. 豨莶草使用注意事项：豨莶草生用或大剂量用易致呕吐，故<u>内服不宜过量</u>。

39. 络石藤性微寒，主治病证：<u>①风湿痹痛，筋脉拘挛。②喉痹，痈肿</u>。

40. 络石藤有<u>祛风通络、凉血消肿</u>的功效。

41. 络石藤使用注意事项：络石藤苦而微寒，故**阳虚畏寒、脾虚便溏者忌服**。

42. 桑枝性平，有**祛风通络、利水**的功效。

43. 桑枝主治病证：**①风湿痹痛。②水肿，脚气浮肿**。

44. 桑枝内服用量：煎汤，**10~30g**；或入丸散。

45. 海风藤性微温，有**祛风湿、通经络**的功效。

46. 海风藤主治病证：**①风湿痹痛，筋脉拘挛。②跌打损伤，瘀血肿痛**。

47. 海风藤内服用量：煎汤，**5~10g**；入丸散，或浸酒。

48. 川乌性热，有**祛风除湿、散寒止痛**的功效。

49. 川乌主治病证：**①风寒湿痹，寒湿头痛。②心腹冷痛，寒疝腹痛。③局部麻醉（外用）**。

50. 川乌内服用量：煎汤，**1.5~3g**；或入丸散。宜炮制后用（三生饮除外）入汤剂应先煎 30~60 分钟，以减低毒性。

51. 川乌使用注意事项：川乌性热有毒，故**孕妇忌服，不宜过量或久服**。反半夏、全瓜蒌、瓜蒌子、瓜蒌皮、天花粉、川贝母、浙贝母、白蔹、白及，畏犀角，均不宜同用。酒浸毒性强，故**不宜浸酒饮用**。

52. 雷公藤有**祛风除湿，活血通络，消肿止痛，杀**

虫解毒的功效。

53. 雷公藤主治病证：**①风湿顽痹，拘挛疼痛。②疔疮肿毒，腰带疮，湿疹，麻风，疥癣**。

54. 雷公藤使用注意事项：雷公藤毒剧，故内服宜慎，孕妇忌服，患有**心、肝、肾器质性病变或白细胞减少症者慎服**。外敷不可超过半小时，否则起疱。带皮者毒剧，用时宜去皮。

55. 香加皮性温，有**祛风湿，强筋骨，利水消肿**的功效。

56. 香加皮主治病证：**①风寒湿痹，腰膝酸软。②水肿（尤宜心衰性水肿），小便不利**。

57. 香加皮内服用量：煎汤，**3~6g**；或浸酒，入丸散。

58. 香加皮使用注意事项：香加皮苦辛温燥，能伤阴助火，故**阴虚火旺者慎服**。又含强心苷而有毒，大剂量可引起心律失常，全身震颤，甚则死亡，故不宜过量或长期服用，不宜与西药地高辛等强心苷类药同用。

59. 千年健性温，主治病证：**风寒湿痹，腰膝冷痛，下肢拘挛麻木**。

60. 千年健有**祛风湿，强筋骨**的功效。

61. 臭梧桐性凉，有**祛风湿、通经络、降血压**的

62. 臭梧桐主治病证：**①风湿痹痛。②肢体麻木，半身不遂。③湿疹瘙痒（外洗）。④高血压病**。

63. 臭梧桐内服用量：煎汤，**5~15g**，用于降血压不宜久煎。

64. 臭梧桐使用注意事项：内服不宜过量，**无风湿者慎服**。

65. 青风藤性平，有**祛风湿、通经络、利小便**的功效。

66. 青风藤主治病证：**①风湿痹痛，关节肿胀，拘挛麻木。②脚气浮肿**。

67. 青风藤内服用量：煎汤，**6~12g**；或入丸散，浸酒。

68. 丝瓜络性平，有**祛风通络、化痰解毒**的功效。

69. 丝瓜络主治病证：**①风湿痹痛，拘挛麻木。②咳嗽胸痛，胸痹疼痛，肝郁胸胁胀痛。③乳痈肿痛，疮肿**。

70. 丝瓜络内服用量：煎汤，**6~10g**；大剂量可用至60g。

71. 伸筋草性温，有**祛风除湿、舒筋活络**的功效。

72. 伸筋草主治病证：**①风湿痹痛，关节酸痛，屈伸不利。②跌打损伤**。

73. 伸筋草内服用量：煎汤，**6~15g**；或入丸散，浸酒。

74. 伸筋草使用注意事项：伸筋草能舒筋活血，故**孕妇及月经过多者慎服**。

75. 鹿衔草性温，有<u>祛风湿、强筋骨、调经止血、补肺止咳</u>的功效。

76. 鹿衔草主治病证：**①风湿痹痛，腰膝酸软。②崩漏经多，白带不止。③肺虚久咳，肺痨咯血。④劳伤吐血，外伤出血**。

77. 鹿衔草内服用量：煎汤，**10~30g**；或入丸散。

78. 乌梢蛇性平，有<u>祛风通络、定惊止痉</u>的功效。

79. 乌梢蛇主治病证：**①风湿痹痛，筋脉拘挛。②中风半身不遂，口眼㖞斜，肢体麻木。③破伤风，急慢惊风。④麻风，顽癣，皮肤瘙痒**。

80. 乌梢蛇内服用量：煎汤，**9~12g**；研末，**每次2~3g**；或泡酒。

81. 路路通性平，有<u>祛风活络、利水、通经下乳、止痒</u>的功效。

82. 路路通主治病证：**①风湿痹痛，肢麻拘挛，跌打损伤。②水肿，小便不利。③经闭，乳房胀痛，乳汁不下。④风疹瘙痒**。

83. 路路通内服用量：煎汤，**5~10g**；或入丸散。

84. 路路通使用注意事项：路路通能通经下乳，故**孕妇及月经过多者慎服**。

85. 穿山龙性平，有**祛风除湿、活血通络、化痰止咳**的功效。

86. 穿山龙主治病证：①**风湿痹痛，跌打伤肿**。②**咳嗽痰多**。③**经闭，疮肿**。

87. 穿山龙内服用量：煎汤，**6~10g**，鲜品**30~45g**；或入丸散，浸酒。

88. 穿山龙使用注意事项：穿山龙活血通经，故**妇女月经期及妊娠期慎服**。

历年考题

【A 型题】1. 某男，60 岁。20 年前患风湿性关节炎，10 年前又患高血压病，刻下痹痛筋脉拘麻，时见头晕头胀，血压 160/90mmHg。病证属风湿痹痛兼高血压，治宜选用的药组是（　　）

A. 白鲜皮配豨莶草　　B. 豨莶草配臭梧桐

C. 豨莶草配徐长卿　　D. 海风藤配臭梧桐

E. 白鲜皮配臭梧桐

【考点提示】B。豨莶草配臭梧桐，既祛风湿、通经络，治风湿痹痛筋脉拘麻；又降血压，治高血压病。若为风湿痹痛肢麻又兼高血压者用之最宜。

【B型题】（2～3题共用备选答案）

A. 香加皮 B. 海风藤
C. 络石藤 D. 木瓜
E. 蕲蛇

2. 能祛风通络、凉血消肿的药是（　　）
3. 能祛风通络、定惊止痉的药是（　　）

【考点提示】 C、E。络石藤的功效是祛风通络，凉血消肿。蕲蛇的功效是祛风通络，定惊止痉。

【B型题】（4～6题共用备选答案）

A. 青春藤 B. 臭梧桐
C. 雷公藤 D. 防己
E. 五加皮

4. 性寒，善治风湿热痹的药是（　　）
5. 性温，善治肝肾不足之腰膝酸软的药是（　　）
6. 性凉，善治风湿顽痹、腰带疮及麻风的药是（　　）

【考点提示】 D、E、C。防己性寒，善祛风除湿而止痛，能利水而消肿，兼清热，尤善治风湿热痹及水肿兼热者。五加皮性温，善祛风湿而止痹痛，能补肝肾而强筋骨，为治风寒湿痹、筋骨软弱或四肢拘挛之要药。主治病证有：①风湿痹痛，四肢拘挛。②肝肾不足所致腰膝软弱、小儿行迟。③水肿，脚气浮肿。雷公藤性凉,善祛风除湿、通络止痛、活血消肿、杀虫解毒。多用于风湿顽痹、疮肿、麻风及顽癣等沉疴痼疾。主治病证有:①风湿顽痹,拘挛疼痛。②疗疮肿毒,腰带疮,湿疹,麻风,疥癣。

【B型题】(7~9题共用备选答案)

A. 秦艽　　　　　　B. 川乌
C. 络石藤　　　　　D. 伸筋草
E. 香加皮

7. 某女,36岁。患湿热痹痛2年,近日新患湿热黄疸,宜选用的药是(　　)

8. 某男,45岁。患风湿痹痛5年,近日新患喉痹肿痛,宜选用的药是(　　)

9. 某女,76岁。患风寒湿痹20年,近见腰膝酸软、心衰性水肿,宜选用的药是(　　)

【考点提示】A、C、E。秦艽【功效】祛风湿,舒经络,清虚热,利湿退黄。【主治】①风湿热痹、风寒湿痹,表证夹湿。②骨蒸潮热。③湿热黄疸。络石藤【功效】祛风通络,凉血消肿。【主治】①治风湿痹痛,筋脉拘挛。②喉痹,痈肿。香加皮【功效】祛风湿,强筋骨,利水消肿。【主治】①风寒湿痹,腰膝酸软。②水肿(尤宜心衰性水肿),小便不利。

第五章 芳香化湿药

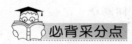

1. 芳香化湿药主要适用于<u>脾为湿困，运化失职</u>而致的脘腹痞满、呕吐泛酸、大便溏泄、食少倦怠、舌苔白腻，或湿热困脾之口甘多涎，以及湿温、暑湿，兼治阴寒闭暑等。

2. 苍术性温，主治病证：<u>①湿阻中焦证，痰饮，水肿。②风寒湿痹，表证夹湿。③湿盛脚气，痿证。④夜盲，眼目昏涩</u>。

3. 苍术配厚朴、陈皮，温燥除湿力强，且善行气，故<u>寒湿中阻、脾胃气滞者尤宜</u>。

4. 苍术有<u>燥湿健脾，祛风湿，发汗，明目</u>的功效。

5. 苍术使用注意事项：苍术辛苦温燥，故<u>阴虚内热、气虚多汗者忌服</u>。

6. 厚朴性温，有<u>燥湿、行气、消积、平喘</u>的功效。

7. 厚朴主治病证：<u>①湿阻中焦、脾胃气滞之脘腹胀</u>

满。②食积或便秘脘腹胀满。③咳喘痰多。

8. 厚朴配枳实，**燥湿、消积、行气之力均强**，主治湿浊中阻，或食积停滞或脾胃气滞所致脘腹胀满，以及痰浊阻肺之喘咳、胸满。

9. 厚朴内服用量：煎汤，**3～10g**；或入丸散。

10. 厚朴使用注意事项：厚朴苦降下气，辛温燥烈，故**体虚者及孕妇慎服**。

11. 广藿香性微温，有**化湿、止呕、发表解暑**的功效。

12. 广藿香主治病证：**①湿阻中焦证。②阴寒闭暑，暑湿证，湿温初起。③呕吐，尤宜湿浊中阻者**。

13. 广藿香配佩兰，尤善**化湿和中、解暑、发表**。凡湿浊中阻，无论兼寒兼热，也无论有无表证，均可投用。

14. 广藿香内服用量：煎汤，**3～10g**，鲜品加倍，不宜久煎；或入丸散，或泡茶饮。

15. 广藿香使用注意事项：广藿香芳香温散，有伤阴助火之虞，故**阴虚火旺者忌服**。

16. 砂仁性温，有**化湿行气、温中止泻、安胎**的功效。

17. 砂仁主治病证：**①湿阻中焦证。②脾胃气滞证。③脾胃虚寒吐泻。④妊娠恶阻，气滞胎动不安**。

18. 砂仁配木香，**化湿、理气、调中止痛力胜**，凡湿滞、食积，或夹寒所致脘腹胀痛即可投用。

19. 砂仁内服用量：煎汤，**3～6g**，打碎后下；或入丸散。

20. 砂仁使用注意事项：砂仁辛香温燥，故**阴虚火旺者慎服**。

21. 白豆蔻性温，主治病证：**①湿阻中焦证。②脾胃气滞证。③胃寒呕吐**。

22. 白豆蔻有**化湿行气，温中止呕**的功效。

23. 白豆蔻使用注意事项：白豆蔻辛香温燥，故**火升作呕者忌服**。

24. 佩兰性平，有**化湿、解暑**的功效。

25. 佩兰主治病证：**①湿阻中焦证。②湿热困脾。③暑湿及湿温初起**。

26. 佩兰内服用量：煎汤，**3~10g**，鲜品加倍；或入丸散。

27. 佩兰使用注意事项：佩兰芳香、辛散，故**阴虚血燥、气虚者慎服**。

28. 草豆蔻性温，主治病证：**①寒湿中阻之胀满疼痛。②寒湿中阻之呕吐、泄泻**。

29. 草豆蔻有**燥湿行气，温中止呕**的功效。

30. 草豆蔻使用注意事项：草豆蔻辛香温燥，故**阴虚火旺者忌服**。

31. 草果性温，有**燥湿温中、除痰截疟**的功效。

32. 草果主治病证：**①寒湿中阻证。②寒湿偏盛**

疟疾。

33. 草果内服用量：煎汤，**3～6g**，打碎；或入丸散。

34. 草果使用注意事项：草果温燥伤津，故**阴虚火旺者忌服**。

历年考题

【A 型题】1. 既燥湿健脾，又祛风湿的药是（　　）
A. 苍术　　　　　　B. 厚朴
C. 白术　　　　　　D. 砂仁
E. 防风

【考点提示】A。苍术的功效是燥湿健脾，祛风湿，发汗，明目。

【A 型题】2. 草果的功效是（　　）
A. 燥湿健脾，祛风湿
B. 燥湿行气，消积平喘
C. 燥湿化痰，降逆止呕
D. 燥湿行气，温中止呕
E. 燥湿温中，除痰截疟

【考点提示】E。草果的功效是燥湿温中，除痰截疟。

【A 型题】3. 某医师选用草豆蔻治寒湿中阻之胀满疼痛，呕吐，泄泻，此因其除燥湿行气外，又能（　　）

A. 散风发表 B. 消积止呕
C. 温中止呕 D. 降逆止呕
E. 除痰截疟

【考点提示】C。草豆蔻功效：燥湿行气，温中止呕。

【A型题】4. 某医师治疗湿阻中焦证，擅用厚朴，此药味苦、辛，温，其主要功效是(　　)

A. 燥湿，健脾 B. 燥湿，行气
C. 化湿，止呕 D. 化湿，解暑
E. 化湿，发表

【考点提示】B。厚朴的功效是燥湿、行气、消积、平喘。

【A型题】5. 苍术不具有的功效是(　　)

A. 燥湿健脾 B. 祛风湿
C. 明目 D. 消积
E. 发汗

【考点提示】D。解析参考第1题。

第六章 利水渗湿药

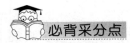

1. 利水渗湿药主要适用于<u>小便不利、水肿、淋浊、黄疸、水泻、带下、湿疮、痰饮</u>等水湿内盛之病证。

2. 茯苓性平,有<u>利水渗湿,健脾,安神</u>的功效。

3. 茯苓主治病证:<u>①小便不利,水肿,痰饮。②脾虚证,兼便溏或泄泻者尤佳。③心悸,失眠</u>。

4. 茯苓配白术,既利水渗湿力强,又健脾燥湿,善治<u>脾虚水湿内盛者</u>,兼治<u>妊娠胎动不安或兼浮肿者</u>。

5. 茯苓内服用量:煎汤,<u>10~15g</u>;或入丸散。

6. 茯苓使用注意事项:<u>阴虚而无湿热、虚寒滑精、气虚下陷者慎服</u>。

7. 薏苡仁性微寒,生用<u>甘淡微寒,渗利清补,能清利湿热、除痹排脓</u>,略兼健脾,湿热或兼脾虚者宜用。炒用<u>性平,甘淡渗利而兼补,健脾</u>渗湿止泻,脾虚湿盛无热或热不盛者宜用。

8. 薏苡仁有<u>利水渗湿，健脾止泻，除痹，清热排脓</u>的功效。

9. 薏苡仁主治病证：<u>①小便不利、水肿、脚气肿痛。②脾虚泄泻。③湿温病邪在气分。④湿痹筋脉拘挛。⑤肺痈，肠痈</u>。

10. 薏苡仁内服用量：煎汤，**9~30g**；亦可作羹，煮粥饭食，或入丸散。

11. 薏苡仁使用注意事项：薏苡仁力缓，宜多服久服。<u>脾虚无湿，大便燥结者及孕妇慎服</u>。

12. 泽泻性寒，主治病证：<u>①小便不利，水肿，淋浊，带下。②湿盛泄泻，痰饮</u>。

13. 泽泻有<u>利水渗湿，泄热</u>的功效。

14. 泽泻内服用量：煎汤，**5~10g**；或入丸散。

15. 车前子性寒，有<u>利水通淋，渗湿止泻，明目，清肺化痰</u>的功效。

16. 车前子主治病证：<u>①湿热淋证，小便不利，水肿兼热。②暑湿水泻。③肝热目赤肿痛，肝肾亏虚之目暗不明（配补肝肾药）④肺热咳嗽痰多</u>。

17. 车前子内服用量：煎汤，**5~15g**，布包；或入丸、散。

18. 车前子使用注意事项：车前子甘寒滑利，故<u>阳气下陷、肾虚遗精及内无湿热者禁服</u>。

19. 滑石性寒，有**利尿通淋，清解暑热；外用清热收湿敛疮**的功效。

20. 滑石主治病证：①**湿热淋证，小便不利**。②**暑热烦渴，湿温胸闷，湿热泄泻**。③**湿疮，湿疹，痱子**。

21. 滑石配生甘草，既清解暑热，又利水而不伤津，**主治暑湿身热烦渴**。

22. 滑石内服用量：煎汤，**10~20g**，块状者宜打碎先下，细粉者宜布包；或入丸散。

23. 滑石使用注意事项：滑石寒滑清利，故**脾气虚、精滑及热病伤津者忌服**。

24. 木通性寒，主治病证：①**湿热淋痛，水肿尿少**。②**心火上炎或下移小肠之口舌生疮、心烦尿赤**。③**产后乳汁不通或乳少**。④**湿热痹痛**。

25. 木通内服用量：煎汤，**3~6g**；或入丸散。

26. 木通使用注意事项：木通苦寒泄降通利，故**脾胃虚寒者慎服，孕妇忌服**。

27. 金钱草性微寒，有**利水通淋，除湿退黄，解毒消肿**的功效。

28. 金钱草主治病证：①**热淋，石淋**。②**湿热黄疸，肝胆结石**。③**热毒疮肿，毒蛇咬伤**。

29. 金钱草内服用量：煎汤，**15~60g**，鲜者加倍；或入丸散。

30. 金钱草使用注意事项：金钱草微寒，故**脾胃虚寒者慎服**。

31. 茵陈性微寒，有**清热利湿，退黄**的功效。

32. 茵陈主治病证：**①黄疸。②湿疮，湿疹瘙痒**。

33. 茵陈内服用量：煎汤，**10~30g**；或入丸散。

34. 茵陈使用注意事项：茵陈微寒苦泄，故**脾胃虚寒者慎服**。

35. 猪苓性平，有**利水渗湿**的功效。

36. 猪苓主治病证：**①小便不利，水肿，淋浊，带下。②湿盛泄泻**。

37. 猪苓内服用量：煎汤，**5~12g**；或入丸散。

38. 猪苓使用注意事项：猪苓甘淡渗利，有伤阴之虞，故**水肿兼阴虚者不宜单用**。

39. 通草性微寒，有**利水清热，通气下乳**的功效。

40. 通草主治病证：**①湿热淋证。②湿温证，水肿尿少。③产后乳汁不下**。

41. 通草内服用量：煎汤，**2~5g**；或入丸散。

42. 通草使用注意事项：通草甘淡渗利，故**气阴两虚者、孕妇慎服**。

43. 萆薢性平，有**利湿浊，祛风湿**的功效。

44. 萆薢主治病证：**①膏淋，白浊。②湿盛带下。③风湿痹痛**。

45. 萆薢内服用量：煎汤，**9~15g**；或入丸散。

46. 萆薢使用注意事项：萆薢味苦泄降，故**肾虚阴亏者慎服**。

47. 石韦性微寒，有**利尿通淋，凉血止血，清肺止咳**的功效。

48. 石韦主治病证：**①血淋，热淋，石淋。②血热崩漏、尿血、吐血、衄血。③肺热咳喘**。

49. 石韦内服用量：煎汤，**5~12g**；或入丸散。外用：适量，研末涂敷。

50. 石韦使用注意事项：石韦苦寒清泄，故**阴虚及无湿热者禁服**。

51. 海金沙性寒，有**利尿通淋，止痛**的功效。

52. 海金沙主治病证：**①热淋，血淋，石淋，膏淋。②水肿**。

53. 海金沙内服用量：煎汤，**5~15g**，布包；或研末，每次2~3g。

54. 海金沙使用注意事项：海金沙甘淡渗利，故**阴虚者慎服**。

55. 瞿麦主治病证：**①热淋，血淋，石淋。②瘀血经闭**。

56. 瞿麦有**利尿通淋，破血通经**的功效。

57. 瞿麦使用注意事项：瞿麦苦寒通利，故**孕妇忌**

服，妇女经期慎服。

58. 萹蓄性微寒，有**利尿通淋，杀虫止痒**的功效。

59. 萹蓄主治病证：①**热淋涩痛**。②**蛔虫病，蛲虫病**。③**湿疹，阴痒**。

60. 萹蓄内服用量：煎汤，**9~15g**；或入丸散。

61. 萹蓄使用注意事项：萹蓄苦、微寒而泄降清利，能缓通大便，故**脾虚便溏者慎服**。

62. 地肤子性寒，主治病证：①**热淋**。②**风疹，湿疹，阴痒，湿疮**。

63. 地肤子有**利尿通淋，祛风止痒**的功效。

64. 地肤子使用注意事项：地肤子苦寒清利，故**内无湿热，小便过多者忌服**。

65. 灯心草性微寒，主治病证：①**热淋**。②**心烦失眠，小儿夜啼，口舌生疮**。

66. 灯心草有**利尿通淋，清心除烦**的功效。

67. 灯心草使用注意事项：灯心草甘寒清利，故**下焦虚寒、小便失禁者忌服**。

68. 冬葵子性寒，有**利水通淋，下乳，润肠通便**的功效。

69. 冬葵子主治病证：①**湿热淋证，水肿**。②**乳汁不下，乳房胀痛**。③**肠燥便秘**。

70. 冬葵子内服用量：煎汤，**3~9g**；或入丸散。

71. 冬葵子使用注意事项：冬葵子甘寒滑利，故**孕妇及脾虚便溏者慎服**。

72. 广金钱草性凉，善**清热利尿而通淋、清利湿热而退黄**，治淋证、水肿与黄疸可选，治石淋尤佳。

73. 广金钱草主治病证：**①石淋，热淋。②水肿尿少。③黄疸尿赤**。

74. 广金钱草内服用量：煎汤，**15~30g**，鲜品30~60g；或入丸散。

75. 广金钱草使用注意事项：广金钱草甘淡渗利，故**阴虚津伤者慎服**。

76. 连钱草性微寒，有**利湿通淋，清热解毒，散瘀消肿**的功效。

77. 连钱草主治病证：**①石淋，热淋。②湿热黄疸。③疮痈肿痛，跌打损伤**。

78. 连钱草内服用量：煎汤，**10~15g**，鲜品**30~60g**；或浸酒、绞汁。

历年考题

【A型题】1. 木通的功效是（　　）
A. 利水通淋，解暑　　B. 利水通淋，敛疮
C. 利尿通淋，清肺　　D. 利水通淋，润肠
E. 利水通淋，下乳

【考点提示】 E。木通的功效是利水通淋，泄热，通经下乳。

【A型题】 2. 肾虚精滑无湿热者禁服的药是（   ）

A. 鸡内金　　　　　　　B. 补骨脂

C. 金樱子　　　　　　　D. 芡实

E. 泽泻

【考点提示】 E。泽泻甘寒渗利清泄，入肾与膀胱经。既利水渗湿，又清泄肾与膀胱之热，肾虚精滑无湿热者禁服。

【A型题】 3. 某女，40岁。既往罹患尿路感染，反复发作，清明时节，因感风热，不但诱发旧疾，而且引发咳嗽吐痰。刻下尿频、尿急、尿痛、尿黄，咳嗽痰多而黄，证属痰热阻肺，湿热下注。治当利尿通淋，清肺化痰，宜选用（   ）

A. 瞿麦　　　　　　　　B. 通草

C. 连钱草　　　　　　　D. 冬葵子

E. 车前子

【考点提示】 E。车前子功效：利水通淋，渗湿止泻，明目，清肺化痰。

【A型题】 4. 薏苡仁的功效是（   ）

A. 利水渗湿，健脾止泻

B. 利水渗湿，养心安神

C. 清热利湿，利胆退黄

D. 利尿通淋，行气止痛

E. 利水通淋，通经下乳

【考点提示】 A。薏苡仁的功效是利水渗湿，健脾止泻，除痹，清热排脓。

【B型题】（5～6题共用备选答案）

A. 清心除烦　　　　　　B. 渗湿止泻

C. 凉血止血　　　　　　D. 通经下乳

E. 清解暑热

5. 车前子除能利水通淋、明目外，还能（　　）

6. 石韦除能利尿通淋、清肺止咳外，还能（　　）

【考点提示】 B、C。车前子有利水通淋、渗湿止泻、明目、清肺化痰的功效。石韦有利尿通淋、凉血止血、清肺止咳的功效。

【B型题】（7～8题共用备选答案）

A. 破血通经　　　　　　B. 攻毒杀虫

C. 祛风止痛　　　　　　D. 清心除烦

E. 消痰散结

7. 瞿麦除利尿通淋外，又能（　　）

8. 灯心草除利尿通淋外，又能（　　）

【考点提示】 A、D。瞿麦的功效是利尿通淋，破血通经。灯心草的功效是利尿通淋，清心除烦。

【B 型题】(9~10 题共用备选答案)

A. 冬葵子　　　　　　B. 地肤子
C. 海金沙　　　　　　D. 灯心草
E. 广金钱草

9. 性寒，既利尿通淋，又祛风止痒的药是（　　）
10. 性凉，既利尿通淋，又清热除湿、退黄的药是（　　）

【考点提示】B、E。地肤子性寒，有利尿通淋、祛风止痒的功效。广金钱草性凉，有清热除湿、利尿通淋、退黄的功效。

第七章 温里药

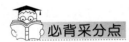

1. 温里药主要适用于**里寒证**,包括中焦寒证、心肾阳衰之亡阳证、肾阳虚证、寒滞肝脉之疝痛、风寒湿痹、经寒痛经等。兼治寒饮咳喘、虫积腹痛等。

2. 附子性大热,有**回阳救逆,补火助阳,散寒止痛**之功效。

3. 附子主治病证:**①亡阳欲脱。②肾阳不足、命门火衰之畏寒肢冷、阳痿、宫冷、尿频。③脾肾阳虚之脘腹冷痛、泄泻、水肿。④心阳虚衰之心悸、胸痹。⑤寒湿痹痛,阳虚外感**。

4. 附子配细辛、麻黄,善补阳发表散寒,治**阳虚外感风寒**功著。

5. 附子内服用量:煎汤,**3~15g**,先煎30~60分钟,以减弱其毒性;或入丸散。

6. 附子使用注意事项:附子辛热有毒,故**孕妇忌**

__服__。不宜与半夏、瓜蒌、天花粉、川贝母、浙贝母、白蔹、白及同用。

7. 干姜性热，有__温中，回阳，温肺化饮__的功效。

8. 干姜主治病证：__①脾胃受寒或虚寒所致腹痛、呕吐、泄泻。②亡阳欲脱。③寒饮咳喘__。

9. 干姜内服用量：煎汤，__3~10g__；或入丸散。

10. 干姜使用注意事项：干姜燥热助火，故__孕妇慎服__。

11. 肉桂性热，有__补火助阳，引火归原，散寒止痛，温通经脉__的功效。

12. 肉桂主治病证：__①肾阳不足、命门火衰之阳痿、宫冷、畏寒肢冷。②下元虚冷、虚阳上浮之上热下寒证。③阳虚中寒之脘腹冷痛、食少便溏。④经寒血滞之痛经、闭经，寒疝腹痛，寒湿痹痛，腰痛。⑤阴疽，痈肿脓成不溃或久溃不敛__。

13. 肉桂配附子，__补火助阳、散寒止痛力强__，治肾阳虚衰、脾肾阳衰及里寒重症可用。

14. 肉桂内服用量：煎汤，__2~5g__，后下；研末，每次__1~2g__；或入丸散。

15. 肉桂使用注意事项：肉桂辛热助火动血，故__孕妇及里有实热、血热妄行者忌服__，阴虚火旺者不宜单用。畏赤石脂。

16. 吴茱萸性热,有**散寒止痛,疏肝下气,燥湿止泻**的功效。

17. 吴茱萸主治病证:**①中寒肝逆之头痛、吐涎沫。②寒湿脚气肿痛,或上冲入腹之腹胀、困闷欲死。③寒疝腹痛,经寒痛经。④呕吐吞酸。⑤虚寒腹痛泄泻。**

18. 吴茱萸配补骨脂、五味子、肉豆蔻,既温补脾肾之阳,又涩肠止泻,还散寒燥湿和中,治**脾肾阳虚之久泻每用**。

19. 吴茱萸内服用量:煎汤,**2~5g**;或入丸散。

20. 吴茱萸使用注意事项:吴茱萸辛热燥烈有小毒,易损气动火,故不宜多服久服,**阴虚有热者忌服**。

21. 花椒性热,主治病证:**①脘腹冷痛,中寒呕吐、泄泻。②虫积腹痛,蛔虫、蛲虫所致者尤宜。③湿疹,阴痒**。

22. 花椒有**温中止痛,杀虫止痒**的功效。

23. 花椒使用注意事项:花椒辛热香燥,有小毒,故内服不宜过量,**阴虚火旺者忌服,孕妇慎服**。

24. 丁香有**温中降逆,温肾助阳**的功效。

25. 丁香主治病证:**①中寒呃逆、呕吐、泄泻,脘腹冷痛。②肾阳虚之阳痿、宫冷。**

26. 丁香配柿蒂,既温中散寒,又降气止呃,治**虚寒呕吐、呃逆**效著。

27. 丁香内服用量：煎汤，**1~3g**；或入丸散。

28. 丁香使用注意事项：丁香辛温香燥，易伤阴助火，故**热证及阴虚火旺者慎服**。畏郁金。

29. 小茴香性温，有**散寒止痛，理气和胃**的功效。

30. 小茴香主治病证：**①寒疝腹痛，睾丸偏坠胀痛，经寒痛经。②胃寒呕吐，寒凝气滞之脘腹胀痛**。

31. 小茴香内服用量：煎汤，**3~6g**；或入丸散。

32. 小茴香使用注意事项：小茴香辛香温散，故**热证及阴虚火旺者忌服**。

33. 高良姜性热，有**散寒止痛，温中止呕**的功效。

34. 高良姜主治病证：**中寒腹痛、呕吐、泄泻**。

35. 高良姜内服用量：煎汤，**3~6g**；或入丸散，每次**1~3g**。

36. 高良姜注意事项：高良姜辛热助火伤阴，故**热证及阴虚火旺者忌服**。

37. 荜茇性热，有**温中散寒，行气止痛**的功效。

38. 荜茇主治病证：**①脘腹冷痛，中寒呕吐、泄泻。②胸痹冷痛，龋齿牙痛**。

39. 荜茇内服用量：煎汤，**1~3g**；或入丸散。

40. 荜茇使用注意事项：荜茇辛热，能助火伤阴，故**热证及阴虚火旺者忌服，孕妇慎服**。

常用单味中药 第一部分

历年考题

【A型题】1. 附子与干姜配伍后除温助脾阳外,又善( )

A. 温肺化饮　　　　B. 回阳救逆
C. 温肾助阳　　　　D. 散寒通脉
E. 降逆止呕

【考点提示】B。附子配干姜:附子辛热,功善回阳救逆、温助脾阳;干姜辛热,重在温中,兼能回阳。两药相合,回阳救逆及温中之力大增,治亡阳证及中焦寒证效佳。

【A型题】2. 某医师治下元虚冷、虚阳上浮之上热下寒证,常选肉桂,此因肉桂除补火助阳外又能( )

A. 疏肝下气　　　　B. 引火归原
C. 回阳救逆　　　　D. 温中止呕
E. 暖干降逆

【考点提示】B。肉桂的功效:补火助阳,引火归原,散寒止痛,温通经脉。

【A型题】3. 某男,10岁,突发腹部绞痛,乡村医生诊断为蛔虫腹痛,建议自取花椒适量服用。这是因为花椒除杀虫、止痛外,还能( )

A. 温中,开有　　　　B. 温中,利湿
C. 温中,回阳　　　　D. 温中,降逆
E. 温中,止痒

中药学专业知识（二）

【考点提示】E。花椒的功效是温中止痛，杀虫止痒。

【A型题】4. 某男，67岁。症见口舌生疮、腰膝冷痛、大便溏薄。证属下元虚冷、虚阳上浮，宜选用的药物是（　　）

　　A. 丁香　　　　　　　B. 荜茇
　　C. 干姜　　　　　　　D. 肉桂
　　E. 高良姜

【考点提示】D。肉桂主治病证有：①肾阳不足、命门火衰之阳痿、宫冷、畏寒肢冷。②下元虚冷、虚阳上浮之上热下寒证。③阳虚中寒之脘腹冷痛、食少便溏。④经寒血滞之痛经、闭经，寒疝腹痛，寒湿痹痛，腰痛。⑤阴疽，痈肿脓成不溃或久溃不敛。

第八章　理气药

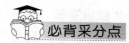

1. 陈皮性温,有<u>理气调中,**燥湿化痰**</u>的功效。
2. 陈皮主治病证:<u>①脾胃气滞之脘腹胀满或疼痛、嗳气、恶心呕吐。②湿浊阻中之胸闷腹胀、纳呆便溏。③痰湿壅肺之咳嗽气喘。</u>
3. 陈皮配半夏,<u>**燥湿化痰力强**</u>,凡痰湿阻中、停肺均可择用。
4. 陈皮内服用量:煎汤,**3~10g**;或入丸散。
5. 陈皮使用注意事项:陈皮辛散苦燥而温,能助热伤津,故<u>舌红少津、内有实热者慎服</u>。
6. 枳实性微寒,有<u>**破气消积,化痰除痞**</u>的功效。
7. 枳实主治病证:<u>①食积便秘胀痛。②泻痢里急后重。③痰湿阻滞之胸脘痞满,痰滞胸痹证。④胃扩张,胃下垂,脱肛,子宫脱垂</u>。
8. 枳实配白术,既补气健脾,又行气消积祛湿,治

脾虚气滞夹积夹湿有功。

9. 枳实内服用量：煎汤，**3~10g**，大剂量可用至15g；或入丸散。

10. 枳实使用注意事项：枳实破气，故**脾胃虚弱者及孕妇慎服**。

11. 木香性温，有行气止痛，健脾消食的功效。

12. 木香主治病证：**①脾胃气滞之脘腹胀痛。②下痢腹痛、里急后重。③脾运失常、肝失疏泄之胁肋胀痛、泄泻。④脾虚气滞之食少吐泻**。

13. 木香内服用量：煎汤，**3~6g**；或入丸散。生用专行气滞，煨熟用于实肠止泻。

14. 木香使用注意事项：木香辛温香燥，能伤阴助火，故**阴虚火旺者慎服**。

15. 香附性平，有疏肝理气，调经止痛的功效。

16. 香附主治病证：**①肝气郁滞之胸胁、脘腹胀痛，疝气痛。②肝郁月经不调、痛经、乳房胀痛。③脾胃气滞，脘腹胀痛**。

17. 香附配高良姜，既温中散寒，又疏肝理气，且善止痛，治**寒凝气滞、肝气犯胃之胃脘胀痛**效佳。

18. 香附内服用量：煎汤，**6~10g**；或入丸散。

19. 香附使用注意事项：香附虽平和，但终属辛香之品，故**气虚无滞及阴虚血热者慎服**。

20. 沉香性温，主治病证：①**寒凝气滞之胸腹胀闷作痛。②胃寒呕吐。③下元虚冷、肾不纳气之虚喘，痰饮咳喘属上盛下虚者**。

21. 沉香有**行气止痛，温中止呕，温肾纳气**的功效。

22. 沉香使用注意事项：沉香辛温助热，故**阴虚火旺及气虚下陷者慎服**。

23. 川楝子性寒，有**行气止痛，杀虫，疗癣**的功效。

24. 川楝子配延胡索，行气活血止痛力强，善治**血瘀气滞诸痛**。

25. 川楝子内服用量：煎汤，**3~10g**；或入丸散。

26. 川楝子使用注意事项：川楝子苦寒，有小毒，故不宜超量服用，**脾胃虚寒者慎服**。

27. 薤白性温，有**通阳散结，行气导滞**的功效。

28. 薤白主治病证：①**痰浊闭阻胸阳之胸痹证。②胃肠气滞，泻痢里急后重**。

29. 薤白配瓜蒌，**既化痰散结，又宽胸通阳**，故治痰浊闭阻、胸阳不振之胸痹证。

30. 薤白内服用量：煎汤，**5~10g**；或入丸散。

31. 薤白使用注意事项：薤白辛散苦泄温通，并有蒜味，故**气虚无滞、阴虚发热及不耐蒜味者慎服**。

32. 化橘红性温，有**理气宽中、燥湿化痰、消食**的功效。

33. 化橘红主治病证：①风寒咳嗽、喉痒痰多。②食积伤酒。

34. 化橘红内服用量：煎汤，3~6g；或入丸散。

35. 化橘红使用注意事项：化橘红辛香温燥，耗气伤阴，故内有实热者慎服，气虚及阴虚燥咳者不宜服。

36. 青皮性温，有疏肝破气，消积化滞的功效。

37. 青皮主治病证：①肝气郁滞之胸胁、乳房胀痛或结块，乳痈，疝气痛。②食积脘腹胀痛。③癥瘕积聚，久疟癖块。

38. 佛手有疏肝理气，和中，化痰的功效。

39. 佛手性温，主治病证：①肝郁气滞之胸闷胁痛。②脾胃气滞之脘腹胀痛。③咳嗽痰多。

40. 佛手使用注意事项：佛手辛温苦燥，能耗气伤阴，故气虚阴亏、阴虚火旺而无气滞者慎服。

41. 乌药性温，有行气止痛，温肾散寒的功效。

42. 乌药主治病证：①寒郁气滞之胸闷胁痛、脘腹胀痛、疝痛及痛经。②肾阳不足、膀胱虚寒之小便频数、遗尿。

43. 乌药配益智仁、山药，补肾缩尿力强，又不甚燥热，治肾虚遗尿尿频。

44. 乌药使用注意事项：乌药辛温香散，能耗气伤阴，故**气阴不足或有内热者慎服**。

45. 荔枝核性温，有**行气散结，祛寒止痛**的功效。

46. 荔枝核主治病证：**①寒疝腹痛，睾丸肿痛。②痛经，产后腹痛。③肝胃不和之胃脘痛**。

47. 荔枝核内服用量：煎汤，**5~10g**；或入丸散。

48. 荔枝核使用注意事项：荔枝核微苦泄散、温通，能耗气助热，故**气虚或有内热者慎服**。

49. 甘松性温，有**行气止痛，开郁醒脾**的功效。

50. 甘松主治病证：**①思虑伤脾或寒郁气滞引起的胸闷、脘腹胀痛、不思饮食。②湿脚气**。

51. 甘松使用注意事项：甘松辛香温燥，能耗气伤阴，故不宜超大量服用，**气虚及阴伤有热者慎服**。

52. 橘红性温，有**行气宽中，燥湿化痰，发表散寒**的功效。

53. 橘红主治病证：**①湿痰咳嗽，痰多胸闷。②风寒咳嗽。③湿阻中焦**。

54. 橘红使用注意事项：橘红辛苦温燥，能耗气伤阴，故**阴虚燥咳及久咳气虚者忌服**。

55. 枳壳性微寒，有**理气宽中，行滞消胀**的功效。

56. 枳壳主治病证：**①脾胃气滞，脘腹胀满。②气滞胸闷**。

57. 柿蒂性平，有**降气止呃**的功效。

58. 柿蒂主治病证：**胃失和降之呃逆证**。

59. 柿蒂使用注意事项：柿蒂苦降，故**气虚下陷者慎服**。

60. 青木香性寒，有**行气止痛，解毒消肿**的功效。

61. 青木香主治病证：**①肝胃气滞之胸胁胀满、脘腹疼痛。②痧胀腹痛，泻痢腹痛。③蛇虫咬伤，痈肿疔毒，湿疮**。

62. 因青木香可引起肾脏损害，原国家食品药品监督管理局于2004年发布通知，取消青木香的药用标准，凡国家药品标准处方中含有青木香的中成药品种应将处方中的青木香替换为《中国药典》收载的**土木香**（仅限于以菊科植物土木香的干燥根替换）。

63. 香橼性温，有**疏肝理气，和中化痰**的功效。

64. 香橼主治病证：**①肝郁气滞之胸闷胁痛。②脾胃气滞之脘腹胀痛。③咳嗽痰多**。

65. 香橼使用注意事项：香橼辛温香燥，有耗气伤阴之虑，故**阴虚、气虚者慎服**。

66. 玫瑰花性温，有**行气解郁，活血止痛**之功效。

67. 玫瑰花主治病证：**①肝胃气滞之胸胁脘腹胀痛。②肝郁血瘀之月经不调、乳房胀痛。③外伤肿痛**。

68. 玫瑰花使用注意事项：玫瑰花性温，故**阴虚火旺或内有实热者忌服**。

69. 梅花性平，有**疏肝解郁，和中，化痰**的功效。

70. 梅花主治病证：**①肝胃气滞之胁肋胃脘胀痛、嗳气。②梅核气**。

71. 梅花内服用量：煎汤，**3~5g**；或入丸散。

历年考题

【A 型题】1. 川楝子的主治病证是(　　)

A. 肝郁胁痛兼热　　B. 肝郁胁痛兼寒

C. 肝郁胁痛兼食积　　D. 肝郁胁痛兼瘀血

E. 肝郁胁痛兼痰饮

【考点提示】A。川楝子疏肝泄热、行气止痛，治肝郁气滞或肝胃不和诸痛，兼热者最宜。主治病证有：①肝气郁滞或肝胃不和之胸胁、脘腹胀痛，疝气痛。②虫积腹痛。③头癣。

【A 型题】2. 木香性温，能通理三焦，其主治病证是(　　)

A. 肝淤血瘀之脘痛　　B. 肝火郁滞之胁痛

C. 痰浊闭阻之胸痹　　D. 痰湿壅肺之咳喘

E. 脾胃气滞之脘腹胀痛

【考点提示】E。木香主治病证：①脾胃气滞之脘腹胀痛。②下痢腹痛、里急后重。③脾运失常、肝失疏泄之胁肋胀痛、泄泻。④脾虚气滞之食少吐泻。

【A 型题】3. 枳壳苦泄辛散，微寒不烈，其功效是（　　）

A. 行滞消胀　　　　B. 化痰散结

C. 疏肝破气　　　　D. 燥湿化痰

E. 降气止呕

【考点提示】A。枳壳具有理气宽中、行滞消胀的功效。

【B 型题】（4~6 题共用备选答案）

A. 枳实　　　　　　B. 柿蒂

C. 沉香　　　　　　D. 乌药

E. 香橼

4. 能和中化痰的（　　）

5. 能温肾纳气（　　）

6. 温中止呕的（　　）

【考点提示】E、C、C。香橼的功效是疏肝理气，和中化痰。沉香的功效是行气止痛，温中止呕，温肾纳气。

【B 型题】（7~8 题共用备选答案）

A. 木香　　　　　　B. 香附

C. 沉香　　　　　　D. 佛手

E. 荔枝核

7. 某女，28 岁，咳痰一周，症见痰多色白，胸闷

常用单味中药 第一部分

胁痛，证属痰浊阻肺、肝郁气滞，治当化痰，疏肝理气，宜选用的药是（　　）

8. 某男，70岁，久患喘息，症见动则喘息加重，畏寒足冷，证属下元虚冷，肾不纳气，治当温肾纳气，宜选用的药是（　　）

【考点提示】D、C。佛手的功效是疏肝理气，和中，化痰。沉香的功效是行气止痛，温中止呕，温肾纳气。

第九章 消食药

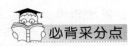

1. 消食药主要适用于食积不化所致的**脘腹胀满、嗳腐吞酸、恶心呕吐、大便失常及脾胃虚弱、消化不良**等。

2. 山楂性微温,有**消食化积,活血散瘀**的功效。

3. 山楂主治病证:①**食滞不化,肉积不消,泻痢腹痛。**②**瘀血痛经、经闭,产后瘀阻腹痛,胸痹心痛。**③**疝气偏坠胀痛**。

4. 山楂配神曲、麦芽,**既消各种食积,又健胃和中**,但见食积不化或消化不良即可酌投。三药常炒焦用,习称焦三仙。

5. 山楂内服用量:煎汤,**9~12g**,大剂量30g;或入丸散。消食导滞宜用焦山楂。

6. 山楂使用注意事项:山楂味酸,故胃酸过多者忌服,**脾胃虚弱者慎服**。

7. 麦芽性平,有**消食和中,回乳,疏肝**的功效。

8. 麦芽主治病证：**①食积不化，消化不良。②妇女断乳或乳汁郁积之乳房胀痛。③肝郁气滞，肝胃不和**。

9. 麦芽内服用量：煎汤，**10~15g**，大剂量，**30~120g**；或入丸散。回乳可用至120g。

10. 麦芽用法：消积宜**炒焦用**，疏肝宜**生用**。

11. 麦芽使用注意事项：麦芽能回乳，故**妇女授乳期不宜服**。

12. 莱菔子性平，有**消食除胀，降气化痰**的功效。

13. 莱菔子配紫苏子、芥子，**既温肺化痰，又降气止咳平喘**，且消食除胀通便，治寒痰喘咳有效，兼食积便秘者尤佳。

14. 莱菔子内服用量：煎汤，**5~12g**，打碎入煎；或入丸散。消食宜炒用。

15. 莱菔子使用注意事项：莱菔子辛散耗气，故**气虚及无食积、痰滞者慎服**。

16. 鸡内金性平，有**运脾消食，固精止遗，化坚消石**的功效。

17. 鸡内金主治病证：**①食积不化，消化不良，小儿疳积。②遗尿，遗精。③泌尿系或肝胆结石症**。

18. 鸡内金使用注意事项：鸡内金消食化积力强，故**脾虚无积滞者慎服**。

19. 神曲性温，有**消食和胃**的功效。

20. 神曲主治病证：**食积不化，脘腹胀满，不思饮食及肠鸣泄泻**。

21. 神曲内服用量：煎汤，**6～15g**；或入丸散。

22. 神曲使用注意事项：神曲性温，故**胃阴虚、胃火盛者不宜用**。

23. 稻芽性平，有**消食和中，健脾开胃**的功效。

24. 稻芽主治病证：**①食积证。②脾虚食少证**。

25. 稻芽内服用量：煎汤，**9～15g**，大剂量**30g**；或入丸散。

26. 稻芽用法：生用长于和中；炒用偏于消食；炒焦**消食力强**。

历年考题

【A型题】1. 莱菔子的主治病证是（　　）

A. 食积兼脾虚　　　　B. 食积兼瘀血
C. 食积兼虫积　　　　D. 食积兼气滞
E. 食积兼遗尿

【考点提示】D。莱菔子的主治病证是：①食积气滞之脘腹胀满。②痰涎壅盛之气喘咳嗽。

【A型题】2. 胃阴虚，胃火盛者不宜服用的药是（　　）

A. 稻芽　　　　　　　B. 神曲

C. 麦芽 D. 鸡内金
E. 莱菔子

【考点提示】B。神曲性温,故胃阴虚、胃火盛者不宜用。

【B型题】(3~6题共用备选答案)

A. 神曲 B. 贯众
C. 莱菔子 D. 鸡内金
E. 苦楝皮

3. 能化坚消石的是( )
4. 能清热解毒的是( )
5. 能固精止遗的是( )
6. 能杀虫疗癣的是( )

【考点提示】D、B、D、E。鸡内金的功效是运脾消食,固精止遗,化坚消石。贯众的功效是杀虫,清热解毒,止血。苦楝皮的功效是杀虫,疗癣。

第十章 驱虫药

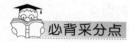必背采分点

1. 使君子性温,有**杀虫消积**的功效。

2. 使君子主治病证:①**蛔虫病,蛲虫病**。②**小儿疳积**。

3. 使君子内服用量:煎汤,**9~12g**,去壳取仁,捣碎。小儿每岁每天 1~1.5 粒,每日总量不超过 20 粒。或入丸散,或炒香嚼服。空腹服,连用 2~3 天。

4. 使君子使用注意事项:使君子大量服用可致呃逆、眩晕、呕吐等不良反应,故不宜超量服。若与热茶同服,亦可引起呃逆,故**服药时忌饮茶**。

5. 苦楝皮性寒,有**杀虫,疗癣**的功效。

6. 苦楝皮主治病证:①**蛔虫病,蛲虫病,钩虫病**。②**头癣,疥疮**。

7. 苦楝皮使用注意事项:苦楝皮苦寒有毒,能伤胃损肝,故不宜过量或持续服用。**脾胃虚寒者、肝病患**

者、孕妇慎服。

8. 槟榔性温，有**杀虫，消积，行气，利水，截疟**的功效。

9. 槟榔主治病证：**①绦虫病，姜片虫病，蛔虫病，蛲虫病，钩虫病等。②食积气滞之腹胀、便秘，泻痢里急后重。③水肿，脚气浮肿。④疟疾**。

10. 槟榔配常山，寒热并施，相反相成，既有较强的祛痰截疟之功，又可减少常山涌吐之副作用，故善治**疟疾久发不止**。

11. 槟榔内服用量：煎汤，**3~10g**；单用驱杀绦虫、姜片虫，须用**30~60g**；或入丸散。

12. 槟榔使用注意事项：槟榔行气、缓通大便，故**脾虚便溏及气虚下陷者不宜服**。

13. 贯众性微寒，有**杀虫，清热解毒，止血**的功效。

14. 贯众主治病证：**①钩虫病，绦虫病，蛲虫病。②风热感冒，温毒斑疹，痄腮。③预防麻疹、流感、流脑。④血热衄血、吐血、便血、崩漏**。

15. 贯众使用注意事项：贯众苦寒有小毒，故**孕妇及脾胃虚寒者慎服**。

16. 雷丸性寒，有**杀虫，消积**的功效。

17. 雷丸主治病证：**①绦虫病，钩虫病，蛔虫病。②小儿疳积**。

18. 雷丸使用注意事项：雷丸苦寒，**脾胃虚寒者慎服**。其杀虫成分为蛋白酶，受热（60℃左右）或酸作用下易被破坏失效，而在碱性环境中使用则作用最强，故入煎剂无驱绦虫的作用。

19. 南瓜子性平，有**杀虫**功效。

20. 南瓜子主治病证：**绦虫病，蛔虫病，钩虫病，血吸虫病**。

21. 南瓜子内服用量：生用连壳或去壳后研细粉，**60~120g**，冷开水调服；也可去壳取仁嚼服。

22. 鹤草芽性凉，有**杀虫**功效。

23. 鹤草芽主治病证：**绦虫病**。

24. 鹤草芽内服用量：研粉吞服，成人每次**30~50g**。小儿按体重 0.7~0.8g/kg，每日 1 次，早晨空腹服。

25. 鹤草芽使用注意事项：部分患者服药后有**轻度恶心呕吐反应**。

26. 榧子性平，有**杀虫，消积，润肠通便，润肺止咳**的功效。

27. 榧子主治病证：①**虫积腹痛**。②**肠燥便秘**。③**肺燥咳嗽**。

28. 榧子内服用量：煎汤，**10~15g**，连壳生用，打碎入煎；嚼服，每次 15g，炒熟去壳。

29. 榧子使用注意事项：榧子甘润滑肠，故不宜过量，<u>肺热痰咳者忌服</u>。

历年考题

【A 型题】1. 苦寒有毒，能伤胃损肝的药物是（　　）
　A. 槟榔　　　　　　　B. 雷丸
　C. 苦楝皮　　　　　　D. 榧子
　E. 使君子

【考点提示】C。苦楝皮苦寒有毒，能伤胃损肝，故不宜过量或持续服用。

【A 型题】2. 味甘性温，不宜与热茶同服的药是（　　）
　A. 贯众　　　　　　　B. 雷丸
　C. 槟榔　　　　　　　D. 使君子
　E. 苦楝皮

【考点提示】D。使君子若与热茶同服，可引起呃逆，故服药时忌饮茶。

第十一章 止血药

必背采分点

1. 凉血止血药味或苦或甘而性寒凉，均能清血分之热而止血，主治<u>血热妄行之出血证</u>，过量滥用有留瘀之害。

2. 化瘀止血药性味虽各异，但却均能消散瘀血而止血，主治<u>瘀血内阻、血不循经之出血证</u>，有止血不留瘀之长，为治出血之佳品。

3. 收敛止血药味多涩，或质黏，或为炭类，性多平，或凉或寒，虽善收涩止血，主治<u>各种出血而无瘀滞者</u>，但有留瘀恋邪之弊，若有瘀血或邪实者慎用。

4. 温经止血药性温热，善温脾阳、固冲脉而统摄血液而止血，主治<u>脾不统血、冲脉失固之虚寒性出血</u>。

5. 大蓟性凉，有<u>凉血止血、散瘀消痈</u>的功效。

6. 大蓟主治病证：①<u>血热咳血、衄血、吐血、崩漏、尿血，外伤出血。②热毒痈肿</u>。

7. 大蓟配小蓟，均性凉而凉血止血、散瘀解毒消痈，同用则药力更强，**治血热出血诸证及热毒疮肿**。

8. 大蓟使用注意事项：大蓟清泄散瘀，故**孕妇及无瘀滞者慎服，脾胃虚寒者忌服**。

9. 小蓟性凉，有**凉血止血，散瘀消痈**的功效。

10. 地榆性微寒，有**凉血止血，解毒敛疮**的功效。

11. 地榆主治病证：**①血热咳血、衄血、吐血、尿血、便血、痔血、崩漏及月经过多。②烫伤，湿疹，皮肤溃烂，疮疡肿毒**。

12. 地榆配槐角，可治血热出血诸证，尤宜**痔疮出血及便血**。

13. 地榆内服用量：煎汤，**9~15g**；或入丸散。炒炭止血力增强。

14. 地榆使用注意事项：地榆性凉苦涩，故**虚寒及出血有瘀者慎服**。对于大面积烧伤，不宜使用地榆制剂外涂，以防其所含水解型鞣质被机体大量吸收而引起中毒性肝炎。

15. 白茅根主治病证：**①血热衄血、咯血、吐血及尿血。②热病烦渴，胃热呕哕，肺热咳嗽。③血淋，热淋，小便不利，水肿，湿热黄疸**。

16. 白茅根性寒，有**凉血止血，清热生津，利尿通淋**的功效。

17. 白及性微寒，有<u>收敛止血，消肿生肌</u>的功效。

18. 白及主治病证：①<u>咳血，衄血，吐血，外伤出血</u>。②<u>疮痈肿毒，烫伤，手足皲裂，肛裂</u>。③<u>肺痈而咳吐腥痰脓血日渐减少者</u>。

19. 白及配三七，<u>行止并施，止血力增强而不留瘀</u>，可治各种出血，内服外用皆宜。

20. 白及内服用量：煎汤，**6~15g**；研末，每次**3~6g**。

21. 白及使用注意事项：白及质黏性涩，故<u>外感咳血、肺痈初起者慎服</u>。反乌头，不宜与附子、川乌、制川乌、草乌、制草乌同用。

22. 三七性温，有<u>化瘀止血，活血定痛</u>的功效。

23. 三七主治病证：①<u>咳血，吐血，衄血，便血，崩漏，外伤出血</u>。②<u>跌打损伤，瘀滞肿痛</u>。③<u>胸腹刺痛</u>。

24. 三七用法用量：①内服：煎汤，**3~9g**；研粉吞服，每次1~3g。②外用：磨汁涂，研末掺或调敷。

25. 三七使用注意事项：三七性温活血，故<u>孕妇慎服，血热及阴虚有火者不宜单用</u>。

26. 茜草性寒，有<u>凉血，祛瘀，止血，通经</u>的功效。

27. 茜草主治病证：①<u>吐血，衄血，崩漏，尿血，便血等</u>。②经闭，痛经，跌打肿痛，痹证关节痛。

28. 茜草内服用量：煎汤，**6～10g**；或入丸散。止血宜炒炭用，活血祛瘀宜生用或酒炒用。

29. 茜草使用注意事项：茜草苦寒降泄，故**脾胃虚寒及无瘀滞者慎服**。

30. 蒲黄有**活血祛瘀、收敛止血、利尿通淋**的功效。

31. 蒲黄主治病证：**①吐血，咳血，衄血，尿血，便血，崩漏，外伤出血。②血瘀心腹疼痛、痛经，产后瘀阻腹痛。③血淋涩痛**。

32. 蒲黄配五灵脂，无论生用、炒用均能活血止痛、化瘀止血，善治**血瘀胸胁心腹诸痛及血瘀出血**。

33. 蒲黄内服用量：煎汤，**5～10g**，布包；或入丸散。止血宜炒炭用，活血宜生用。

34. 蒲黄使用注意事项：生蒲黄有收缩子宫作用，故**孕妇慎服**。

35. 艾叶性温，有**温经止血、散寒止痛**的功效。

36. 艾叶主治病证：**①虚寒性崩漏下血、胎漏。②经寒痛经、月经不调，带下清稀，宫冷不孕。③脘腹冷痛。④湿疹瘙痒（外用）**。此外，可用于温灸。

37. 艾叶配阿胶，既养血止血，又散寒暖宫调经，**治崩漏下血属血虚有寒之证**。

38. 艾叶内服用量：煎汤，**3～9g**；或入丸散。温经止血宜炒炭用，散寒止痛宜生用。

39. 艾叶使用注意事项：艾叶辛香温燥，故**不可过量或持续服用，阴虚血热者忌服**。

40. 槐花性微寒，有**凉血止血，清肝泻火**的功效。

41. 槐花主治病证：**①血热妄行所致的各种出血证，尤宜便血、痔疮出血。②肝火上炎之头痛目赤**。

42. 槐花内服用量：煎汤，**6~9g**；或入丸散。止血宜炒炭，泻火宜生用。

43. 槐花使用注意事项：槐花苦而微寒，有伤阳生寒之弊，故**脾胃虚寒者慎服**。

44. 侧柏叶性微寒，有**凉血止血、祛痰止咳、生发乌发**的功效。

45. 侧柏叶主治病证：**①各种出血证。②肺热咳喘痰多。③血热脱发，须发早白，烫伤（外用）**。

46. 侧柏叶内服用量：煎汤，**6~12g**；或入丸散。止血多炒炭用，化痰止咳宜生用。

47. 侧柏叶使用注意事项：侧柏叶苦寒黏涩，故**虚寒者不宜单用，出血有瘀血者慎服**。

48. 苎麻根性寒，有**凉血止血、清热安胎、利尿、解毒**的功效。

49. 苎麻根主治病证：**①血热所致的各种出血证。②胎动不安，胎漏下血。③湿热淋痛，热毒疮肿，蛇虫咬伤**。

50. 苎麻根内服用量：煎汤，**10~15g**；或入丸散。

51. 苎麻根使用注意事项：苎麻根性寒，故**脾胃虚寒及血分无热者不宜服**。

52. 仙鹤草性平，有**收敛止血、止痢、截疟、解毒、杀虫、补虚**的功效。

53. 仙鹤草主治病证：**①咳血，衄血，吐血，尿血，便血，崩漏。②久泻，久痢。③疟疾，痈肿疮毒。④滴虫性阴道炎所致的阴痒带下。⑤脱力劳伤**。

54. 仙鹤草使用注意事项：仙鹤草收敛，故**泻痢兼表证发热者不宜服**。

55. 炮姜性热，有**温经止血、温中止痛**的功效。

56. 炮姜主治病证：**①虚寒性吐血、便血、崩漏等。②脾胃虚寒腹痛、吐泻等**。

57. 炮姜内服用量：煎汤，**3~9g**；或入丸散。

58. 炮姜使用注意事项：炮姜辛热温燥，故**孕妇慎服，阴虚有热之出血者忌服**。

59. 棕榈炭性平，有**收敛止血**的功效。

60. 棕榈炭主治病证：**崩漏，便血，吐血，咳血，尿血**。

61. 棕榈炭使用注意事项：棕榈炭收涩力强，故**出血兼瘀者慎服**。

62. 紫珠叶性凉，有**收敛凉血止血、散瘀解毒消肿**

的功效。

63. 紫珠叶主治病证：**①咳血，衄血，吐血，便血，尿血，崩漏，外伤出血。②烧烫伤，疮疡肿毒**。

64. 紫珠叶使用注意事项：紫珠叶性凉，故**虚寒性出血慎服**。

65. 藕节性平，有**收敛止血**功效。

66. 藕节主治病证：**咳血，衄血，吐血，便血，尿血，崩漏，外伤出血**。

67. 藕节用法：血热出血夹瘀宜**生用**；虚寒出血宜**炒炭用**。

68. 景天三七性平，有**化瘀止血、宁心安神、解毒**的功效。

69. 景天三七主治病证：**①各种出血证。②跌打损伤。③心悸，失眠，烦躁不安。④疮肿，蜂蝎螫伤**。

70. 景天三七内服用量：煎汤，**10～15g**，鲜品**50～100g**；或入丸散，或捣汁。

71. 血余炭性平，有**收敛化瘀止血、利尿**的功效。

72. 血余炭主治病证：**①吐血，咳血，衄血，尿血，便血，崩漏，外伤出血。②小便不利，血淋**。

73. 血余炭使用注意事项：血余炭气浊，故**胃弱者慎服**。

74. 鸡冠花性凉，有**收敛止血、凉血、止带、止痢**

75. 鸡冠花主治病证：①**吐血，崩漏，便血，痔疮出血。**②**赤白带下。**③**久痢不止。**

76. 鸡冠花内服用量：煎汤，**6~12g**；或入丸散。

77. 鸡冠花使用注意事项：鸡冠花收涩力强，故**出血兼瘀者慎服**。

历年考题

【A 型题】1. 能增强止血作用的配伍是（　　）

　A. 白薇配玉竹

　B. 白及配海螵蛸

　C. 桑白皮配地骨皮

　D. 薤白配全瓜蒌

　E. 白花蛇舌草配半枝莲

【考点提示】B。白及微寒黏涩，功能收敛止血、生肌；海螵蛸微温燥涩，功能收敛止血、制酸止痛、敛疮。两药相合，功能收敛止血、生肌敛疮，治胃、十二指肠溃疡之吐血、便血效佳。

【B 型题】（2~4 题共用备选答案）

　A. 凉血散瘀　　　　　　B. 温经止血

　C. 活血定痛　　　　　　D. 解毒敛疮

　E. 清热生津

2. 小蓟的功效（　　）

3. 三七的功效（　　）

4. 白茅根的功效（　　）

【考点提示】A、C、E。小蓟的功效是凉血止血，散瘀消痈。三七的功效是化瘀止血，活血定痛。白茅根的功效凉血止血，清热生津，利尿通淋。

【B型题】（5~6题共用备选答案）

　　A. 血热尿血　　　　　　B. 肺痨咯血

　　C. 虚寒便血　　　　　　D. 湿热便血

　　E. 气虚崩漏

5. 小蓟的主治病证（　　）

6. 炮姜的主治病证（　　）

【考点提示】A、C。小蓟的主治病证有：①血热尿血、血淋、咳血、衄血、吐血、崩漏及外伤出血。②热毒痈肿。炮姜的主治病证有：①虚寒性吐血、便血、崩漏等。②脾胃虚寒腹痛、吐泻等。

【B型题】（7~8题共用备选答案）

　　A. 龙胆　　　　　　　　B. 苦参

　　C. 竹叶　　　　　　　　D. 苎麻根

　　E. 桑寄生

7. 某女，38岁，素体虚弱，妊娠后突发胎漏，胎动不安，腰膝酸软。证属肝肾亏虚、冲任不固，宜选用

的药是( )

8. 某女,32岁,素体强壮,喜食辛辣,妊娠后突发胎动不安,胎漏下血。证属怀胎蕴热、邪热扰胎动血,宜选用的药是( )

【考点提示】 E、D。桑寄生的功效是祛风湿,补肝肾,强筋骨,安胎。主治病证有:①风湿痹证,腰膝酸痛。②肝肾虚损,冲任不固所致的胎漏,胎动不安。苎麻根有凉血止血,清热安胎,利尿,解毒的功效。主治病证有:①血热所致的各种出血证。②胎动不安,胎漏下血。③湿热淋痛,热毒疮肿,蛇虫咬伤。

第十二章 活血祛瘀药

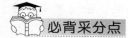
必背采分点

1. 川芎性温,被前人誉为"<u>血中之气药</u>"。
2. 川芎有<u>活血行气,祛风止痛</u>的功效。
3. 川芎主治病证:<u>①月经不调,痛经,经闭,难产,产后瘀阻腹痛。②胸痹心痛,胁肋作痛,肢体麻木,跌打损伤,疮痈肿痛。③头痛,风湿痹痛</u>。
4. 川芎配柴胡、香附,<u>既疏肝解郁,又理气活血</u>,治肝郁气滞之胸闷胁痛、痛经及月经不调等可投。
5. 川芎使用注意事项:川芎辛温升散,故<u>阴虚火旺、气虚多汗、气逆呕吐、月经过多及出血性疾病,均不宜服</u>。
6. 延胡索性温,有<u>活血,行气,止痛</u>的功效。
7. 延胡索主治病证:<u>血瘀气滞之胸胁、脘腹疼痛、胸痹心痛、痛经、产后瘀阻腹痛、跌打伤痛</u>等。
8. 延胡索内服用量:煎汤,**3~10g**;研末,每次

1.5~3g。醋制可增强止痛的作用。

9. 延胡索使用注意事项：延胡索活血行气，故**孕妇慎服**。

10. 郁金性寒，有**活血止痛，行气解郁，凉血清心，利胆退黄**的功效。

11. 郁金主治病证：**①胸腹胁肋胀痛或刺痛，月经不调，痛经，癥瘕痞块。②热病神昏，癫痫发狂。③血热吐血、衄血、尿血，妇女倒经。④湿热黄疸，肝胆或泌尿系结石症**。

12. 郁金配石菖蒲，**既化湿豁痰，又清心开窍**，治痰火或湿热蒙蔽清窍之神昏、癫狂、癫痫。

13. 郁金配白矾，具有较强的**祛除心经热痰**之力，治痰热蒙蔽心窍之癫痫发狂及痰厥等证。

14. 莪术性温，有**破血行气，消积止痛**的功效。

15. 莪术主治病证：**①经闭腹痛，癥瘕积聚，胸痹心痛。②积滞不化，脘腹胀痛**。

16. 莪术内服用量：煎汤，**3~9g**；或入丸散。醋制增强其止痛之功。

17. 莪术使用注意事项：莪术破血行气，故**月经过多及孕妇忌服**。

18. 丹参微寒，有**活血祛瘀，通经止痛，清心除烦，凉血消痈**的功效。

19. 丹参主治病证：①**月经不调，血滞经闭，产后瘀滞腹痛**。②**胸痹心痛，脘腹疼痛，癥瘕积聚，肝脾肿大，热痹肿痛**。③**热病高热烦躁，内热心烦，斑疹，心悸怔忡，失眠**。④**疮痈肿痛**。

20. 丹参内服用量：煎汤，**10～15g**；或入丸散。酒炒可增强其活血之功。

21. 丹参使用注意事项：丹参活血通经，故**月经过多及孕妇慎服**。反藜芦。

22. 虎杖性微寒，有**利湿退黄，清热解毒，活血祛瘀，化痰止咳，泻下通便**的功效。

23. 虎杖主治病证：①**湿热黄疸，淋浊，带下**。②**水火烫伤，疮痈肿毒，毒蛇咬伤**。③**经闭，痛经，癥瘕，跌打损伤，风湿痹痛**。④**肺热咳嗽**。⑤**热结便秘**。⑥**肝胆及泌尿系结石症**。

24. 虎杖内服用量：煎汤，**9～15g**；或入丸散。

25. 虎杖使用注意事项：虎杖苦寒泄降，故**孕妇慎服，脾虚便溏者忌服**。

26. 益母草性微寒，有**活血祛瘀，利尿消肿，清热解毒**的功效。

27. 益母草主治病证：①**月经不调，痛经，经闭，产后瘀阻腹痛，跌打伤痛**。②**小便不利，水肿**。③**疮痈肿毒，皮肤痒疹**。

28. 益母草内服用量：煎汤，**9~30g**；或入丸散。

29. 桃仁性平，有**活血祛瘀，润肠通便，止咳平喘**的功效。

30. 桃仁主治病证：①**血滞经闭、痛经，产后腹痛，癥瘕，跌打肿痛。②肺痈，肠痈。③肠燥便秘。④咳喘**。

31. 桃仁内服用量：煎汤，**5~10g**，捣碎；或入丸散。

32. 桃仁使用注意事项：桃仁活血力强，故**孕妇忌服**。

33. 红花性温，有**活血通经，祛瘀止痛**的功效。

34. 红花主治病证：①**血滞经闭、痛经，产后恶露不尽。②胸痹心痛，癥瘕积聚，跌打肿痛。③斑疹色暗（配清热凉血解毒药）**。

35. 红花配桃仁，相得益彰，**活血祛瘀力增强**，凡瘀血证即可投用。

36. 红花内服用量：煎汤，**3~10g**；或入丸散。小剂量活血通经，大剂量破血催产。

37. 红花使用注意事项：红花辛温行散而活血力强，故**孕妇及月经过多者忌服**。

38. 牛膝性平，主治病证：①**月经不调，痛经，闭经，难产，产后瘀阻腹痛，癥瘕，跌打伤痛。②小便不**

利，**淋证涩痛，湿热下注之足膝肿痛**。③**吐血，衄血，牙龈肿痛，口舌生疮**。④**肝阳上亢之头痛眩晕**。⑤**肝肾亏虚之腰膝酸痛、筋骨无力，风湿痹痛，筋脉拘挛，痿证**。

39. 牛膝配苍术、黄柏，不但清热燥湿力强，而且善走下焦，故善治**下焦湿热之足膝肿痛、痿软无力及湿疹、湿疮**等。

40. 牛膝有**活血通经，利尿通淋，引血下行，补肝肾，强筋骨**的功效。

41. 牛膝使用注意事项：牛膝善下行逐瘀，故**孕妇、月经过多及梦遗滑精者慎服**。

42. 水蛭性平，主治病证：**血滞经闭，癥瘕积聚，跌打损伤**。

43. 水蛭有**破血逐瘀，通经**的功效。

44. 乳香主治病证：①**痛经，闭经，产后瘀阻腹痛，胸胁脘腹刺痛，跌打伤痛**。②**风湿痹痛、拘挛麻木**。③**肠痈，疮疡肿痛或溃久不收口**。

45. 乳香有**活血止痛，消肿生肌**的功效。

46. 乳香使用注意事项：乳香味苦活血，入煎剂常致汤液混浊，多服易致呕吐，故用量不宜过大，**胃弱呕逆者慎服**，孕妇及无血滞者不宜用；疮疡溃后勿服，脓多勿敷。

47. 没药性平，有**活血止痛，消肿生肌**的功效。

48. 没药主治病证：**①痛经，闭经，胸胁脘腹刺痛，跌打伤痛。②风湿痹痛、拘挛。③肠痈，疮疡肿痛或溃久不收口**。

49. 没药内服用量：煎汤，**3~5g**；或入丸散，宜炒去油用。

50. 没药使用注意事项：没药味苦活血，入煎剂常致汤液混浊，胃弱者多服易致呕吐，故用量不宜过大，**胃弱呕逆者慎服**，**孕妇及无血滞者不宜用**，疮疡溃后勿服，脓多勿敷。

51. 姜黄性温，有**破血行气，通经止痛**的功效。

52. 姜黄主治病证：**①气滞血瘀所致的胸胁刺痛、闭经、痛经。②跌打瘀痛，风湿痹痛，肩臂痛。③疮肿**。

53. 三棱性平，有**破血行气，消积止痛**的功效。

54. 三棱主治病证：**①经闭腹痛，癥瘕积聚，胸痹心痛。②积滞不化，脘腹胀痛**。

55. 鸡血藤性温，有**活血补血，调经止痛，舒筋活络**的功效。

56. 鸡血藤主治病证：**①月经不调，痛经，经闭，跌打损伤。②血虚萎黄。③手足麻木，肢体瘫痪，风湿痹痛**。

57. 川牛膝性平，有**逐瘀通经，通利关节，利尿通淋，引血下行**的作用。

58. 川牛膝主治病证：①月经不调，痛经，经闭，产后瘀阻，关节痹痛，跌打伤痛。②小便不利，淋浊涩痛。③吐血，衄血，尿血，牙龈肿痛，口舌生疮。④肝阳上亢，头痛眩晕。

59. 苏木性平，有活血祛瘀，消肿止痛的功效。

60. 苏木主治病证：①血滞闭经、痛经，产后瘀阻腹痛，胸腹刺痛。②跌打损伤，瘀滞肿痛。

61. 西红花性寒，有活血祛瘀，凉血解毒，解郁安神的功效。

62. 西红花主治病证：①血滞闭经、痛经，产后瘀阻腹痛，癥瘕积聚，跌打伤痛。②热入营血，温毒发斑。③忧郁痞闷，惊悸发狂。

63. 五灵脂性温，有活血止痛、化瘀止血、解蛇虫毒的功效。

64. 五灵脂主治病证：①血滞痛经、闭经，产后瘀阻腹痛，胸胁脘腹刺痛。②瘀滞崩漏。③蛇虫咬伤。

65. 土鳖虫性寒，有破血逐瘀，续筋接骨的功效。

66. 土鳖虫主治病证：①血瘀闭经，产后瘀阻腹痛，癥瘕痞块。②跌打损伤，筋伤骨折。

67. 血竭性平，有活血定痛，化瘀止血，生肌敛疮的功效。

68. 血竭主治病证：①瘀血闭经、痛经，产后瘀阻腹痛。②癥瘕痞块，胸腹刺痛。③跌打损伤，瘀血肿痛。④外伤出血，溃疡不敛。

69. 刘寄奴性温，有破血通经，散寒止痛，消食化积的功效。

70. 刘寄奴主治病证：①闭经，产后腹痛，癥瘕。②跌打损伤，创伤出血。③食积腹痛，赤白痢疾。

71. 刘寄奴使用注意事项：刘寄奴破血通经，多服令人吐利，故孕妇及气血亏虚无瘀滞者忌服，内服不宜过量。

72. 北刘寄奴性凉，有活血祛瘀，通经止痛，凉血止血，清热利湿的功效。

73. 北刘寄奴主治病证：①跌打损伤，瘀血闭经，月经不调，产后瘀血腹痛，癥瘕积聚。②外伤出血，血痢，血淋。③湿热黄疸，水肿，白带过多。

74. 穿山甲性微寒，有活血消癥，通经下乳，消肿排脓的功效。

75. 穿山甲主治病证：①瘀血闭经，癥瘕痞块，跌打肿痛。②痹痛拘挛，中风瘫痪，麻木拘挛。③乳汁不下。④痈肿疮毒，瘰疬痰核。

76. 穿山甲使用注意事项：穿山甲走窜行散，善活血消肿排脓，故痈疽已溃及孕妇忌服。

77. 王不留行性平，有活血通经，下乳消肿，利尿通淋的功效。

78. 王不留行主治病证：①血瘀痛经、闭经，难产。②乳汁不下，乳痈肿痛。③淋证涩痛，小便不利。

79. 月季花主治病证：①月经不调，痛经，闭经。②肝郁胸胁胀痛。

80. 月季花有活血调经，疏肝解郁的功效。

81. 月季花使用注意事项：月季花活血，多服久服可致溏泄，故孕妇及脾胃虚弱者慎服。

82. 干漆性温，有破血祛瘀，杀虫的功效。

83. 干漆主治病证：①经闭，癥瘕积聚。②虫积腹痛。

84. 干漆使用注意事项：干漆破血力强，且有毒，故孕妇及对漆过敏者忌服。畏蟹，忌同用。

85. 自然铜性平，主治病证：跌打损伤，骨折肿痛。

86. 自然铜使用注意事项：自然铜为金石之品，故不宜久服，血虚无滞者慎服。

历年考题

【A型题】1. 西红花煎汤内服，成人一日用量是（　　）

A. 0.1~0.3g B. 0.6~0.9g

C. 1~3g D. 5~9g

E. 10~15g

【考点提示】 C。西红花内服：煎汤，1~3g。

【A型题】 2. 某女，42岁。自初潮即发倒经，平日胸闷不舒，心烦急躁，口干口苦，尿黄，每至行经，必见鼻血。一周前，又见口黏，肝区胀痛，目珠轻度黄染，被确诊为胆囊炎。就诊时又适值经期，每日鼻血。据此，医师在方中处以郁金。此因有除能活血止痛，行气解郁外，又能（　　）

　　A. 清热解毒，凉血清心

　　B. 消积化滞，通腑泄热

　　C. 消积化滞，泻下通便

　　D. 利胆退黄，凉血清心

　　E. 清热解毒，泻下通便

【考点提示】 D。郁金功效：活血止痛，行气解郁，凉血清心，利胆退黄。

【B型题】 （3~5题共用备选答案）

　　A. 疏肝解郁　　　　　B. 破血行气

　　C. 解蛇虫毒　　　　　D. 消肿生肌

　　E. 接骨疗伤

　　3. 五灵脂除活血止痛外，又能（　　）

　　4. 月季花除活血调经外，又能（　　）

　　5. 自然铜除散瘀止痛外，又能（　　）

【考点提示】 C、A、E。五灵脂的功效是活血止痛，化瘀止血，解蛇虫毒。月季花的功效是活血调经，疏肝解郁。自然铜功效是散瘀止痛，接骨疗伤。

【B型题】（6~8题共用备选答案）

　　A. 破血逐瘀，续筋接骨
　　B. 破血通经，消食化积
　　C. 活血定痛，敛疮生肌
　　D. 活血祛瘀，解郁安神
　　E. 活血通经，清热利湿

6. 西红花的功效是（　　）
7. 刘寄奴的功效是（　　）
8. 北刘寄奴的功效是（　　）

【考点提示】　D、B、E。西红花的功效是活血祛瘀，凉血解毒，解郁安神。刘寄奴的功效是破血通经，散寒止痛，消食化积。北刘寄奴的功效是活血祛瘀，通经止痛，凉血止血，清热利湿。

【B型题】（9~10题共用备选答案）

　　A. 丹参　　　　　　　B. 五灵脂
　　C. 红花　　　　　　　D. 乳香
　　E. 水蛭

9. 某女，35岁，平素痛经。近日又被蜈蚣咬伤，宜选用的药物是（　　）

10. 某女，26岁，平素痛经。半年来又患风湿痹

痛，拘挛麻木，宜选用的药物是( )

【考点提示】 B、D。五灵脂的主治病证有：①血滞痛经、闭经，产后瘀阻腹痛，胸胁脘腹刺痛。②瘀滞崩漏。③蛇虫咬伤。乳香主治病证有：①痛经，闭经，产后瘀阻腹痛，胸胁脘腹刺痛，跌打伤痛。②风湿痹痛、拘挛麻木。③肠痈，疮疡肿痛或溃久不收口。

【X型题】11. 川芎的主治病证有( )

A. 胸痹心痛　　　　　B. 小便不利

C. 痛经经闭　　　　　D. 风湿痹痛

E. 头痛

【考点提示】 ACDE。川芎的主治病证有：①月经不调，痛经，闭经，难产，产后瘀阻腹痛。②胸痹心痛，胁肋作痛，肢体麻木，跌打损伤，疮疡肿痛。③头痛，风湿痹痛。

【X型题】12. 活血化瘀药的适应病证有( )

A. 跌打损伤　　　　　B. 关节痹痛

C. 痈肿疮疡　　　　　D. 瘀滞出血

E. 产后瘀阻

【考点提示】 ABCDE。活血化瘀药主要适用于血行不畅、瘀血阻滞所引起的多种疾病，如瘀血内阻之经闭、痛经、月经不调，以及产后瘀阻腹痛、癥瘕、胸胁脘腹痛、跌打损伤肿痛、瘀血肿痛、关节痹痛、痈肿疮痈、瘀血阻滞经脉所致的出血等。

【X型题】13. 川芎的性能特点主要是（　　）

A. 辛温行散　　　　　B. 苦能泄降
C. 入血走气　　　　　D. 上行头颠
E. 下走血海

【考点提示】ACDE。川芎的性能特点主要是辛温行散，入血走气，上行头颠，下走血海。善活血行气，祛风止痛。治血瘀气滞诸痛，兼寒者最宜，被前人誉为"血中之气药"。治头痛，属风寒、血瘀者最佳，属风热、风湿、血虚者，亦可随证酌选，故前人有"头痛不离川芎"之言。

第十三章 化痰止咳平喘药

第一节 化痰药

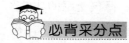

1. 化痰止咳平喘药主要适用于外感或内伤所致的<u>咳嗽、气喘、痰多,或痰饮喘息,或因痰所致的瘰疬瘿瘤、阴疽流注、癫痫惊厥</u>等。

2. 半夏性温,有<u>燥湿化痰、降逆止呕、消痞散结</u>的功效。

3. 半夏主治病证:<u>①痰多咳喘,痰饮眩悸,风痰眩晕,痰厥头痛。②胃气上逆,恶心呕吐。③胸脘痞闷,梅核气,瘿瘤痰核,痈疽肿毒</u>。

4. 天南星主治病证:<u>①顽痰咳嗽。②风痰眩晕,中风口眼㖞斜,癫痫,破伤风。③痈疽肿痛,瘰疬痰核</u>。

5. 天南星使用注意事项:天南星温燥有毒,故<u>阴虚燥咳忌服,孕妇慎服</u>。生品毒大,一般不作内服。

6. 芥子性温，有<u>温肺祛痰，利气散结，通络止痛</u>的功效。

7. 芥子使用注意事项：芥子外敷能刺激皮肤，引起发疱，故<u>皮肤过敏者慎用</u>。

8. 桔梗主治病证：①<u>咳嗽痰多，咯痰不爽，咽痛音哑</u>。②<u>肺痈胸痛，咳吐脓血，痰黄腥臭</u>。

9. 桔梗使用注意事项：桔梗升散，用量过大易致恶心，故<u>呕吐、眩晕等气机上逆之证及阴虚久咳、咯血者忌服</u>。

10. 旋覆花性微温，有<u>消痰行水，降气止呕</u>的功效。

11. 旋覆花主治病证：①<u>痰涎壅肺之喘咳痰多，痰饮蓄结之胸膈痞闷</u>。②<u>噫气，呕吐</u>。

12. 旋覆花配赭石，寒温并用，<u>降肺胃之逆气力强</u>，治气逆呕恶、喘息效佳。

13. 旋覆花使用注意事项：旋覆花温散，故<u>阴虚燥咳者忌服</u>。

14. 瓜蒌性寒，有<u>清肺润燥化痰，利气宽胸，消肿散结，润肠通便</u>的功效。

15. 瓜蒌主治病证：①<u>肺热咳嗽、痰稠不易咳出</u>。②<u>胸痹，结胸</u>。③<u>乳痈肿痛，肺痈，肠痈</u>。④<u>肠燥便秘</u>。

16. 瓜蒌使用注意事项：瓜蒌寒凉滑润，故<u>脾虚便溏及寒痰、湿痰者忌服</u>。反乌头，不宜与附子、川乌、制川乌、草乌、制草乌同用。

17. 川贝母性微寒，有**清热化痰，润肺止咳，散结消痈**的功效。

18. 川贝母主治病证：**①肺热咳喘，外感咳嗽。②肺燥咳嗽，肺虚久咳，阴虚劳嗽。③痰热或火郁胸闷，瘰疬，疮肿，乳痈，肺痈**。

19. 川贝母内服用量：煎汤，**3~9g**；研细粉，每次1~1.5g；也可入丸剂。

20. 川贝母使用注意事项：川贝母**反乌头**，不宜与附子、川乌、制川乌、草乌、制草乌同用。

21. 浙贝母性寒，有**清热化痰，散结消肿**的功效。

22. 浙贝母主治病证：**①肺热咳喘，风热咳嗽。②瘰疬，疮肿，乳痈，肺痈**。

23. 竹茹性微寒，有**清热化痰，除烦止呕，安胎**的功效。

24. 竹茹主治病证：**①肺热咳嗽，咳痰黄稠。②痰火内扰之心烦失眠。③胃热呕吐，妊娠恶阻。④胎热胎动**。

25. 竹茹使用注意事项：竹茹甘凉，故**寒痰咳喘、胃寒呕吐者慎服**。

26. 白附子主治病证：**①中风痰壅，口眼㖞斜，破伤风，惊风癫痫，偏正头痛。②毒蛇咬伤，瘰疬痰核**。

27. 白附子内服用量：煎汤，**3~6g**；或入丸散。

28. 白附子使用注意事项：白附子温燥有毒，故**孕妇慎服**。

29. 竹沥性寒，有**清热化痰**的功效。

30. 竹沥主治病证：**①肺热痰壅咳喘。②中风痰迷，惊痫癫狂**。

31. 竹沥内服用量：内服：**30~60g**，冲服。

32. 竹沥使用注意事项：竹沥为液汁，不宜久藏。又因其性寒滑，故**寒痰咳喘及便溏者慎服**。

33. 白前主治病证：**肺气壅实之咳喘气逆、痰多**。

34. 白前有**降气祛痰止咳**的功效。

35. 白前使用注意事项：白前辛散苦降，故肺虚干咳者慎服。对胃黏膜具有刺激性，故**患胃病或有出血倾向者忌服**。

36. 前胡主治病证：**①肺气不降之喘咳痰稠。②风热咳嗽痰多**。

37. 前胡有**降气祛痰，宣散风热**的功效。

38. 前胡使用注意事项：前胡苦泄辛散微寒，故**阴虚咳嗽、寒饮咳喘者慎服**。

39. 昆布性寒，有**消痰软坚，利水消肿**的功效。

40. 昆布主治病证：**①瘰疬，瘿瘤。②脚气浮肿，水肿，小便不利**。

41. 昆布内服用量：煎汤，**6~12g**；或入丸散。

42. 海藻性寒，有**消痰软坚，利水消肿**的功效。

43. 海藻主治病证：**①瘰疬，瘿瘤。②脚气肿痛**，水肿，小便不利。

44. 天竺黄性寒，有**清热化痰，清心定惊**的功效。

45. 天竺黄主治病证：**痰热惊痫，中风痰壅**。

46. 天竺黄使用注意事项：天竺黄性寒，故**脾胃虚寒者慎服**。

47. 黄药子性寒，有**化痰软坚散结，清热解毒，凉血止血**的功效。

48. 黄药子主治病证：①**瘿瘤**。②**疮痈肿毒，咽喉肿痛，毒蛇咬伤**。③**血热吐衄、咯血**。

49. 黄药子使用注意事项：黄药子苦寒有毒，多服久服可致吐泻腹痛，故不宜过量或久服，**脾胃虚寒者慎服**。又对肝脏具有一定损害性，故肝病患者忌服，长期用药者应定期检查肝功能。

50. 瓦楞子性平，有**消痰化瘀，软坚散结，制酸止痛**的功效。

51. 瓦楞子主治病证：①**顽痰久咳，瘰疬，瘿瘤**。②**癥瘕痞块**。③**胃痛泛酸**。

52. 海蛤壳性寒，有**清热化痰，软坚散结，利尿消肿，制酸止痛**的功效。

53. 海蛤壳主治病证：①**肺热、痰火咳喘**。②**瘿瘤，瘰疬，痰核**。③**水肿、小便不利**。④**胃痛泛酸**。

54. 海蛤壳使用注意事项：海蛤壳性寒，故**肺虚有**

寒、中阳虚弱者慎服。

55. 海浮石性寒,有**清热化痰,软坚散结,通淋**的功效。

56. 海浮石主治病证:**①肺热咳喘。②瘰疬结核。③淋证**。

57. 海浮石内服用量:煎汤,**6~9g**,打碎先下;或入丸散。

58. 海浮石使用注意事项:海浮石甘寒,故**虚寒咳嗽及脾胃虚寒者慎服**。

59. 礞石性平,有**消痰下气,平肝镇惊**之功效。

60. 礞石主治病证:**①顽痰、老痰胶结之气逆咳喘。②惊风抽搐,癫痫发狂**。

61. 礞石使用注意事项:礞石质重而善沉坠,故**孕妇忌服**。

历年考题

【A 型题】1. 善治寒痰咳喘、悬饮胁痛的药是(　　)

A. 芥子　　　　　　　B. 白前

C. 前胡　　　　　　　D. 白附子

E. 旋覆花

【考点提示】A。芥子的功效是温肺祛痰,利气散结,通络止痛。主治病证有:①寒痰咳喘,悬饮胁痛。②痰阻经络之肢体关节疼痛,阴疽流注。

常用单味中药 第一部分

【B 型题】(2~4 题共用备选答案)

A. 芥子   B. 桔梗
C. 前胡   D. 白前
E. 竹茹

2. 性平,能宣肺祛痰的药是(　　)
3. 性微寒,能宣散风热的药是(　　)
4. 性微温,能降气祛痰的药是(　　)

【考点提示】B、C、D。桔梗性平,功效是宣肺,利咽,祛痰,排脓。前胡性微寒,功效是降气祛痰,宣散风热。白前性微温,功效是降气祛痰止咳。

【B 型题】(5~7 题共用备选答案)

A. 消食化滞   B. 理气调中
C. 降逆止呕   D. 发表散寒
E. 祛风止痉

5. 半夏除燥湿化痰外,又能(　　)
6. 白附子除燥湿化痰外,又能(　　)
7. 天南星除燥湿化痰外,又能(　　)

【考点提示】C、E、E。半夏的功效是燥湿化痰,降逆止呕,消痞散结。白附子的功效是燥湿化痰,祛风止痉,解毒散结。天南星的功效是燥湿化痰,祛风止痉,散结消肿。

【X 型题】8. 妇女怀孕后,若因胎热导致的胎动不

安,治当清热安胎。宜选用的药是( )

A. 紫苏梗 B. 竹茹
C. 黄芩 D. 黄柏
E. 苎麻根

【考点提示】BCE。竹茹的功效是清热化痰,除烦止呕,安胎。黄芩的功效是清热燥湿,泻火解毒,止血,安胎。苎麻根的功效是凉血止血,清热安胎,利尿,解毒。紫苏的功效是发表散寒,行气宽中,安胎,解鱼蟹毒。黄柏的功效是清热燥湿,泻火解毒,退虚热。

第二节 止咳平喘药

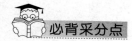

必背采分点

1. 苦杏仁性微温,**上能降肺气以止咳喘,下能润肠燥以通大便**,并略兼宣肺之功,善治多种咳喘与肠燥便秘。

2. 苦杏仁有**止咳平喘、润肠通便**的功效。

3. 苦杏仁主治病证:**①咳嗽气喘。②肠燥便秘**。

4. 苦杏仁内服用量:煎汤,**5~10g**,打碎;或入丸散。

5. 苦杏仁使用注意事项:苦杏仁有小毒,故用量不宜过大,**婴儿慎服**。

6. 百部性平，主治病证：**①新久咳嗽，百日咳，肺痨咳嗽。②蛲虫病，头虱，体虱**。

7. 百部使用注意事项：百部易伤胃滑肠，故**脾虚食少便溏者慎服**。

8. 紫苏子性温，有**降气化痰，止咳平喘，润肠通便**的功效。

9. 紫苏子主治病证：**①痰壅咳喘气逆。②肠燥便秘**。

10. 紫苏子使用注意事项：紫苏子耗气滑肠，故**气虚久咳、阴虚喘逆及脾虚便溏者忌服**。

11. 桑白皮主治病证：**①肺热咳喘痰多。②浮肿尿少，小便不利**。

12. 桑白皮使用注意事项：桑白皮性寒，故**寒痰咳喘者忌服**。

13. 葶苈子性大寒，主治病证：**①痰壅肺实咳喘。②浮肿尿少，小便不利**。

14. 葶苈子内服用量：煎汤，**3~10g**，布包；或入丸散。

15. 葶苈子使用注意事项：葶苈子泻肺力强，故**肺虚喘促、脾虚肿满者忌服**。

16. 紫菀性温，主治病证：**①外感咳嗽、咳痰不爽。②肺虚久咳、痰中带血**。

17. 紫菀使用注意事项：紫菀辛散苦降温润，故**温**

燥咳嗽或实热痰嗽不宜单用。

18. 款冬花性温，有润肺下气、止咳化痰的功效。

19. 款冬花主治病证：**多种咳嗽**。

20. 款冬花使用注意事项：款冬花辛温，易耗气助热，故**咳血或肺痈咳吐脓血者慎服**。

21. 枇杷叶性微寒，有清肺止咳，降逆止呕的功效。

22. 枇杷叶主治病证：**①肺热咳喘痰稠。②胃热烦渴、呕哕**。

23. 枇杷叶使用注意事项：枇杷叶微寒，故**寒嗽及胃寒呕吐者慎服**。

24. 马兜铃性寒，有清肺化痰，止咳平喘，清肠疗痔的功效。

25. 马兜铃主治病证：**①肺热咳嗽。②肺虚有热咳喘或痰中带血。③痔疮肿痛、出血**。

26. 白果性平，有敛肺平喘，止带缩尿的功效。

27. 白果主治病证：**①咳喘气逆痰多。②白浊，带下，尿频遗尿**。

28. 白果使用注意事项：白果敛涩有毒，故不可过量服用，**咳痰不利者慎服**。不宜直接生食。

29. 胖大海性寒，上入肺经而能清宣肺气，治**肺失清肃之咳嗽、声哑**；下入大肠经而能清热通便，治**燥热便秘**。然因力缓，故多用于轻症。

30. 胖大海有清宣肺气，清肠通便的功效。

31. 胖大海主治病证：①**肺热声哑，痰热咳嗽**。②**燥热便秘，肠热便血**。

32. 胖大海使用注意事项：胖大海性寒滑肠，故**脾虚便溏者忌服**。

33. 洋金花性温，有**平喘止咳，解痉，定痛**的功效。

34. 洋金花主治病证：①**咳嗽哮喘**。②**小儿慢惊**。③**脘腹冷痛，风湿痹痛，外科麻醉**。

35. 洋金花使用注意事项：洋金花有剧毒，应严格控制用量，痰热咳痰不利者不宜。因含有东莨菪碱、莨菪碱及阿托品等，故**孕妇、青光眼、高血压及心动过速者忌服**。

历年考题

【A 型题】1. 某医师根据肺为娇脏，喜润恶燥之特点，在治疗咳嗽痰喘的处方中常将紫菀与款冬花相须为用。此因二者除均能润肺下气外，又均能（　　）

A. 润肠通便　　　　B. 降逆止呕
C. 清肠疗痔　　　　D. 化痰止咳
E. 纳气平喘

【考点提示】D。紫菀辛苦微温，又善化痰，并能下气，凡咳嗽痰多气逆者宜用；款冬花辛温，止咳力强，又能下气化痰，善治咳嗽痰多，兼寒者最宜，并常与紫菀相须为用。

【B型题】（2～4题共用备选答案）

A. 润肠通便，补虚
B. 润肠通便，润肺化痰
C. 润肠通便，降气化痰
D. 润肠通便，凉血止血
E. 润肠通便，利水消肿

2. 某女，70岁。患肠燥便秘与脚气浮肿，医师在方中处以郁李仁，此因该药的功效是（　　）

3. 某男，72岁。患肠燥便秘与燥咳痰稠，医师在方中处以瓜蒌仁，此因该药的功效是（　　）

4. 某男，60岁。患肠燥便秘与痰喘气逆，医师在方中处以紫苏子，此因该药的功效是（　　）

【考点提示】E、B、C。郁李仁的功效是润肠通便，利水消肿。瓜蒌的功效是清肺润燥化痰，利气宽胸，消肿散结，润肠通便。紫苏子的功效是降气化痰，止咳平喘，润肠通便。

【X型题】5. 葶苈子与桑白皮的共同功效有（　　）

A. 降气化痰　　　　　B. 泻肺平喘
C. 清肠疗痔　　　　　D. 润肠通便
E. 利水消肿

【考点提示】BE。葶苈子的功效是泻肺平喘，利水消肿。桑白皮的功效是泻肺平喘，利水消肿。

第十四章 安神药

第一节 重镇安神药

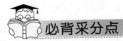 必背采分点

1. 安神药主要适用于神志不安的病证,症见**心悸、失眠、多梦、癫狂、惊痫**等。

2. 朱砂性寒,有**镇心安神,清热解毒**的功效。

3. 朱砂主治病证:**①心火亢盛之心神不安、胸中烦热、惊悸不眠,癫狂,癫痫。②疮疡,咽痛,口疮**。

4. 朱砂内服用量:研末冲,或入丸散,**0.1~0.5g**;不入煎剂。

5. 磁石性寒,有**镇惊安神**,平肝潜阳,聪耳明目,纳气平喘的功效。

6. 磁石主治病证:**①心神不宁,心悸失眠,惊风癫痫。②肝阳上亢,头晕目眩。③耳鸣,耳聋,目昏。④肾虚喘促**。

7. 磁石配朱砂，**重镇安神力增**，善治烦躁不安、心悸失眠等证。

8. 磁石使用注意事项：磁石为矿石类药物，服后不易消化，故**脾胃虚弱者慎服**。

9. 龙骨性微寒，有**镇惊安神，平肝潜阳，收敛固涩，收湿敛疮**的功效。

10. 龙骨主治病证：**①心神不安，心悸失眠，惊痫，癫狂。②肝阳上亢之烦躁易怒、头晕目眩。③自汗，盗汗，遗精，带下，崩漏。④湿疮湿疹，疮疡溃后不敛**。

11. 龙骨使用注意事项：龙骨性涩，故**湿热积滞者忌服**。

12. 琥珀性平，有**安神定惊，活血散瘀，利尿通淋**的功效。

13. 琥珀主治病证：**①惊悸失眠，惊风癫痫。②血滞闭经，癥瘕。③小便不利，癃闭**。

14. 琥珀内服用量：研末冲，或入丸、散，**1.5~3g**；不入煎剂。

15. 琥珀使用注意事项：琥珀渗利、行血，故**阴虚内热及无瘀滞者慎服**。

16. 珍珠性寒，有**安神定惊，明目除翳，解毒敛疮，润肤祛斑**的功效。

17. 珍珠主治病证：**①心悸，失眠，癫痫，惊风**。

②目赤肿痛,翳障胬肉。③喉痹,口疮,溃疡不敛。④皮肤色斑。

18. 珍珠内服用量:研末冲,或入丸散,**0.1~1g**。

19. 珍珠使用注意事项:珍珠重坠,**孕妇慎服**。

历年考题

【A 型题】珍珠不具有的功效是(　　)

A. 安神定惊　　　　　　B. 明目除翳
C. 解毒敛疮　　　　　　D. 润肤祛斑
E. 平肝潜阳

【考点提示】E。珍珠的功效是安神定惊,明目除翳,解毒敛疮,润肤祛斑。

第二节　养心安神药

必背采分点

1. 酸枣仁性平,有**养心安神,敛汗**的功效。

2. 酸枣仁主治病证:①**阴血亏虚之心神不安、失眠多梦、惊悸怔忡**。②**自汗,盗汗**。

3. 酸枣仁使用注意事项:酸枣仁味酸性敛,故**内有**

实邪郁火者慎服。

4. 远志主治病证：**①心神不安，惊悸，失眠，健忘。②痰阻心窍之癫痫发狂、神志恍惚。③咳嗽痰多。④痈疽肿痛，乳痈肿痛**。

5. 远志内服用量：煎汤，**3~9g**；或入丸散。

6. 远志使用注意事项：远志对胃有刺激性，故**消化道溃疡病及胃炎患者慎服**。

7. 柏子仁性平，有**养心安神，润肠通便，止汗**的功效。

8. 柏子仁主治病证：**①虚烦不眠，心悸怔忡。②肠燥便秘，阴虚盗汗**。

9. 柏子仁使用注意事项：柏子仁质润滑肠，故**大便溏薄者慎服**。

10. 夜交藤性平，有**养心安神，祛风通络**的功效。

11. 夜交藤主治病证：**①虚烦失眠多梦。②血虚身痛肢麻，风湿痹痛**。

12. 夜交藤内服用量：煎汤，**9~15g**；或入丸散。

13. 合欢皮性平，有**解郁安神，活血消肿**的功效。

14. 合欢皮主治病证：**①忿怒忧郁，烦躁不眠。②跌打骨折，疮痈，肺痈**。

15. 合欢皮内服用量：煎汤，**9~15g**；或入丸散。

常用单味中药 **第一部分**

历年考题

【A 型题】1. 远志除消散痈肿外，又能（　　）
  A. 定惊，安神　　　　　B. 解郁，安神
  C. 平肝，安神　　　　　D. 祛痰，安神
  E. 清心，安神

【考点提示】D。远志既助心阳、益心气，使肾气上交于心而安神益智，又祛痰而开窍，善治心神不安或痰阻心窍诸证。还祛痰止咳、消散痈肿，治痰多咳嗽及疮痈肿痛。远志功效是安神益智，祛痰开窍，消散痈肿。

【A 型题】2. 某女，60 岁。素体虚弱，气短无力，面色萎黄，身痛肢麻。近日又见虚烦失眠多梦。据此，医师从补气养血，养心安神为主。并在处方中重用了夜交藤，此因夜交藤除养心安神外，又能（　　）
  A. 息风通络　　　　　　B. 化痰通络
  C. 祛风通络　　　　　　D. 镇惊通络
  E. 祛湿通络

【考点提示】C。夜交藤功效：养心安神，祛风通络。

143

第十五章 平肝息风药

第一节 平抑肝阳药

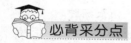

1. 石决明性寒,有**平肝潜阳、清肝明目**的功效。

2. 石决明主治病证:**①肝阳上亢的头晕目眩。②肝火目赤翳障,肝虚目昏**。

3. 石决明内服用量:煎汤,**6~20g**,打碎先下;或入丸散。

4. 石决明使用注意事项:石决明咸寒易伤脾胃,故**脾胃虚寒、食少便溏者慎服**。

5. 牡蛎性微寒,有**平肝潜阳,镇惊安神,软坚散结,收敛固涩,制酸止痛**的功效。

6. 牡蛎主治病证:**①阴虚阳亢之头晕目眩,阴虚动风。②烦躁不安,心悸失眠。③瘰疬痰核,癥瘕积聚。④自汗,盗汗,遗精,带下,崩漏。⑤胃痛泛酸**。

7. 牡蛎使用注意事项：牡蛎煅后收敛，故**有湿热实邪者忌服**。

8. 赭石性寒，有**平肝潜阳、重镇降逆、凉血止血**的功效。

9. 赭石主治病证：①**肝阳上亢之头晕目眩**。②**嗳气，呃逆，呕吐，喘息**。③**血热气逆之吐血、衄血、崩漏**。

10. 赭石使用注意事项：赭石苦寒重坠，故**寒证及孕妇慎服**。又含微量砷，故不宜长期服。

11. 珍珠母性寒，生用善镇潜肝阳、清肝明目、安神定惊，治**阳亢头痛眩晕、肝火目赤肿痛、惊悸失眠**；煅用能**收湿敛疮，治湿疮、湿疹**。

12. 珍珠母有**平肝潜阳、清肝明目、安神定惊、收湿敛疮**的功效。

13. 蒺藜性平，有**平肝、疏肝、祛风明目、散风止痒**的功效。

14. 蒺藜主治病证：①**肝阳上亢之头晕目眩**。②**肝气郁结之胸胁不舒、乳闭不通**。③**风热目赤翳障**。④**风疹瘙痒**。

15. 罗布麻叶性凉，有**平肝清热、降血压、利水**的功效。

16. 罗布麻叶主治病证：①**肝阳上亢之头晕目眩**。

②高血压病属肝阳上亢者。③水肿,小便不利。

17. 罗布麻叶内服用量:煎汤,**6~12g**;或开水浸泡。

历年考题

【A 型题】1. 珍珠母咸寒质重,生用、火煅用功异,其不具有的功效是( )

A. 凉血止血　　　　B. 清肝明目

C. 平肝潜阳　　　　D. 安神定惊

E. 收湿敛疮

【考点提示】A。珍珠母生用煅用功异。生用善镇潜肝阳、清肝明目、安神定惊,治阳亢头痛眩晕、肝火目赤肿痛、惊悸失眠;煅用能收湿敛疮,治湿疮、湿疹。

【X 型题】2. 平肝息风药的适用范围有( )

A. 癫痫抽搐　　　　B. 肝阳上亢

C. 瘰疬疗痔　　　　D. 小儿惊风

E. 破伤风

【考点提示】ABCDE。平肝息风药主要适用于肝阳上亢之头晕目眩、肝风内动、癫痫抽搐、小儿惊风、破伤风等证。

第二节 息风止痉药

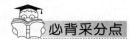

1. 羚羊角性寒,有平肝息风、清肝明目、凉血解毒的功效。

2. 羚羊角主治病证:①肝热急惊,癫痫抽搐。②肝阳上亢之头晕目眩。③肝火炽盛之目赤头痛。④温热病之壮热神昏、谵语狂躁或抽搐,温毒发斑,疮痈肿毒。

3. 羚羊角配钩藤,共奏平肝息风、清热凉肝之功,治肝热动风或肝阳上亢之证。

4. 羚羊角使用注意事项:羚羊角性寒,脾虚慢惊者忌服,脾胃虚寒者慎服。

5. 钩藤性凉,有息风止痉、清热平肝的功效。

6. 钩藤主治病证:①肝风内动,惊痫抽搐。②肝经有热之头胀头痛。③肝阳上亢之头晕目眩。

7. 钩藤内服用量:煎汤,**3~12g**,后下;或入丸散。

8. 天麻性平,有息风止痉、平抑肝阳、祛风通络的功效。

9. 天麻主治病证:①肝阳上亢之头痛眩晕。②虚风内动，急慢惊风，癫痫抽搐，破伤风。③风湿痹痛，肢体麻木，手足不遂。

10. 天麻内服用量：煎汤，**3～10g**；研末，每次**1～1.5g**；也可入丸散。

11. 天麻配钩藤，平肝阳、息肝风之力显增，治**肝阳亢或肝风动之证**。

12. 全蝎性平，有**息风止痉、攻毒散结、通络止痛**的功效。

13. 全蝎主治病证：**①急慢惊风，癫痫抽搐，破伤风。②中风面瘫，半身不遂。③疮疡肿毒，瘰疬痰核。④偏正头痛，风湿顽痹**。

14. 全蝎配蜈蚣，相须为用，共奏息风止痉、通络止痛之功，尤增止痛之力，善治**肝风抽搐、中风瘫痪、偏正头痛、风湿顽痹**。

15. 全蝎使用注意事项：全蝎有毒，辛散走窜，故用量不宜过大，**孕妇忌服，血虚生风者慎服**。

16. 蜈蚣性温，有**息风止痉、攻毒散结、通络止痛**的功效。

17. 蜈蚣主治病证：**①急慢惊风，癫痫抽搐，破伤风。②中风面瘫，半身不遂。③疮疡肿毒，瘰疬痰核。④偏正头痛，风湿顽痹**。

18. 地龙性寒，主治病证：**①高热神昏狂躁，急惊**

风,癫痫抽搐。②肺热喘哮。③痹痛肢麻,半身不遂。④小便不利,尿闭不通。

19. 地龙使用注意事项:地龙性寒,故**脾胃虚寒或内无实热者慎服**。

20. 地龙内服用量:煎汤,干品**5~10g**,鲜品**9~12g**;研末,每次1~2g。

21. 僵蚕性平,有**息风止痉、祛风止痛、化痰散结**的功效。

22. 僵蚕主治病证:①**急慢惊风,癫痫,中风面瘫**。②**风热或肝热头痛目赤,咽喉肿痛**。③**风疹瘙痒**。④**瘰疬痰核,痄腮**。

23. 僵蚕内服用量:煎汤,**5~9g**;研末,每次**1~1.5g**。

历年考题

【A 型题】1. 全蝎研末内服,成人每次服用量是(　　)

A. 0.6~1g　　　　　　B. 1.5~2g
C. 2.5~4g　　　　　　D. 4.5~6.0g
E. 6.5~10g

【考点提示】A。全蝎内服:煎汤,3~6g;研末,每次0.6~1g;也可入丸散。外用:适量,研末外敷。

中药学专业知识（二）

【B 型题】（2~5 题共用备选答案）

A. 蒺藜 B. 地龙
C. 蜈蚣 D. 石决明
E. 青黛

2. 能平喘的药是（　　）
3. 能利尿的药是（　　）
4. 能平肝潜阳的药是（　　）
5. 能清热息风的药是（　　）

【考点提示】B、B、D、B。地龙的功效是清热息风、平喘、通络、利尿。石决明的功效是平肝潜阳，清肝明目。

【X 型题】6. 地龙的功效有（　　）

A. 平喘 B. 通络
C. 利尿 D. 清热息风
E. 攻毒散结

【考点提示】ABCD。地龙的功效有清热息风、平喘、通络、利尿。

第十六章 开窍药

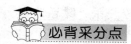

1. 麝香性温,有**开窍醒神、活血通经、消肿止痛**的功效。

2. 麝香主治病证:**①热病神昏,中风痰厥,气郁暴厥,中恶神昏。②闭经,癥瘕,难产死胎。③胸痹心痛,心腹暴痛,痹痛麻木,跌打损伤。④疮肿,瘰疬,咽喉肿痛**。

3. 麝香内服用量:入丸散,**0.03~0.1g**,不入煎剂。

4. 麝香使用注意事项:麝香走窜力强,**妇女月经期及孕妇忌用**。

5. 冰片性微寒,有**开窍醒神、清热止痛**的功效。

6. 冰片主治病证:**①热病神昏,中风痰厥,中恶神昏,胸痹心痛。②疮疡肿毒,咽喉肿痛,口舌生疮,目赤肿痛,耳道流脓**。

7. 冰片内服用量：入丸散，**0.15~0.3g**，不入煎剂。

8. 冰片使用注意事项：冰片辛香走窜，故**孕妇慎服**。

9. 石菖蒲性温，有**开窍宁神、化湿和胃**的功效。

10. 石菖蒲主治病证：**①痰湿蒙蔽心窍之神昏，癫痫，耳聋，耳鸣。②心气不足之心悸失眠、健忘恍惚。③湿浊中阻之脘腹痞胀，噤口痢。**

11. 石菖蒲内服用量：煎汤，**3~10g**，鲜品加倍；或入丸散。

12. 石菖蒲使用注意事项：石菖蒲辛温香散，易伤阴耗气，故**阴亏血虚及精滑多汗者慎服**。

13. 苏合香性温，有**开窍辟秽、止痛**的功效。

14. 苏合香主治病证：**①寒闭神昏。②胸痹心痛，胸闷腹痛。**

15. 苏合香内服用量：入丸散，**0.3~1g**，不入煎剂。

16. 苏合香使用注意事项：苏合香辛香温燥，故**阴虚火旺者慎服**。

17. 安息香性平，有**开窍辟秽、行气活血、止痛**的功效。

18. 安息香主治病证：**①闭证神昏。②心腹疼痛。**

③**产后血晕,痹痛日久**。

19. 安息香内服用量:入丸散,**0.6~1.5g**,不入煎剂。

20. 安息香使用注意事项:安息香辛香苦燥,故**阴虚火旺者慎服**。

历年考题

【A型题】1. 石菖蒲的主治病证是( )
 A. 热闭神昏 B. 气厥神昏
 C. 亡阳神昏 D. 气脱神昏
 E. 痰湿蒙蔽心窍之神昏

【考点提示】E。石菖蒲的主治病证是:①痰湿蒙蔽心窍之神昏,癫痫,耳聋,耳鸣。②心气不足之心悸失眠、健忘恍惚。③湿浊中阻之脘腹痞胀,噤口痢。

【A型题】2. 苏合香芳香辛散,温通开窍,其成人的一日内服量是( )
 A. 0.01~0.015g B. 0.03~0.06g
 C. 0.09~0.2g D. 0.3~1g
 E. 1.5~2g

【考点提示】D。苏合香内服:入丸散,0.3~1g,不入煎剂。

第十七章 补虚药

第一节 补气药

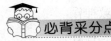必背采分点

1. 人参性微温,有**大补元气,补脾益肺,生津止渴,安神益智**的功效。

2. 人参主治病证:**①气虚欲脱证。②脾气虚弱的食欲不振、呕吐泄泻。③肺气虚弱的气短喘促、脉虚自汗。④热病津伤的口渴,消渴证。⑤心神不安,失眠多梦,惊悸健忘**。

3. 人参配附子,大补大温,益气回阳,治**亡阳气脱**效佳。

4. 人参配蛤蚧,补肺益肾而定喘嗽,治**肺肾两虚,动辄气喘**甚效。

5. 人参配麦冬、五味子,益气养阴、生津止渴,为治**气阴两虚之口渴、多汗**,以及消渴所常用。

6. 人参使用注意事项：为保证人参的补气药效，服用人参时不宜**饮茶水和吃白萝卜**；因属补虚之品，邪实而正不虚者忌服；反藜芦，畏五灵脂，恶莱菔子、皂荚，均忌同用。

7. 党参性平，有**补中益气、生津养血**的功效。

8. 党参主治病证：**①脾气亏虚的食欲不振、呕吐泄泻。②肺气亏虚的气短喘促、脉虚自汗。③气津两伤的气短口渴。④血虚萎黄，头晕心慌**。

9. 党参内服用量：煎汤，**9~30g**；或入丸散。

10. 黄芪性微温，有**补气升阳，益卫固表，托毒生肌，利水消肿**的功效。

11. 黄芪主治病证：**①脾胃气虚，脾肺气虚，中气下陷，气不摄血，气虚发热。②自汗，盗汗。③气血不足所致疮痈不溃或溃久不敛。④气虚水肿、小便不利。⑤气血双亏，血虚萎黄，血痹肢麻，半身不遂，消渴**。

12. 黄芪配柴胡、升麻，功能**补中益气、升阳举陷**，为治中气下陷诸证所常用。

13. 黄芪内服用量：煎汤，**6~30g**；或入丸散。

14. 黄芪使用注意事项：黄芪甘温升补止汗，易于助火敛邪，故**表实邪盛、气滞湿阻、食积内停、阴虚阳亢、疮痈毒盛者，均不宜服**。

15. 白术性温，主治病证：**①脾胃气虚的食少便溏、**

倦怠乏力。②脾虚水肿，痰饮。③表虚自汗。④**脾虚气弱的胎动不安**。

16. 白术内服用量：煎汤，**6~12g**；或入丸散。

17. 白术使用注意事项：白术苦燥伤阴，故**津亏燥渴、阴虚内热者不宜服**。

18. 山药性平，有**益气养阴，补脾肺肾，固精止带**的功效。

19. 山药主治病证：①**脾虚气弱之食少便溏或泄泻**。②**肺虚或肺肾两虚的喘咳**。③**肾阴虚证，消渴证**。④**肾虚遗精、尿频、带下**。

20. 山药内服用量：煎汤，**9~30g**；或入丸散。

21. 山药使用注意事项：山药养阴收敛助湿，故**湿盛中满者不宜服**。

22. 甘草性平，有**益气补中，祛痰止咳，解毒，缓急止痛，缓和药性**的功效。

23. 甘草主治病证：①**心气虚之心动悸、脉结代**。②**脾虚乏力、食少便溏**。③**咳嗽气喘**。④**疮痈肿毒，食物或药物中毒**。⑤**脘腹或四肢挛急疼痛**。⑥**调和诸药**。

24. 甘草配白芍，**缓急止痛力强**，治脘腹或四肢拘急疼痛。

25. 甘草内服用量：煎汤，**2~10g**；或入丸散。泻火解毒宜生用，补气缓急宜炙用。

26. 甘草使用注意事项：甘草味甘，易助湿壅气，故**湿盛中满者不宜服**。反大戟、甘遂、芫花、海藻，均忌同用。大剂量服用甘草，易引起浮肿，故**不宜大量久服**。

27. 西洋参性凉，有**补气养阴，清火生津**的功效。

28. 西洋参主治病证：**①阴虚热盛之咳嗽痰血；②热病气阴两伤之烦倦；③津液不足之口干舌燥，内热消渴**。

29. 西洋参内服用量：煎汤，**3~6g**，另煎，与煎好的药液合兑；或入丸散。

30. 西洋参使用注意事项：西洋参性寒，能伤阳助湿，故**阳虚内寒及寒湿者慎服**。

31. 太子参性平，有**补气生津**的功效。

32. 太子参主治病证：**①脾虚食少倦怠，气津两伤口渴。②肺虚咳嗽。③心悸，失眠，多汗**。

33. 太子参使用注意事项：太子参味甘补虚，故**邪实者慎服**。

34. 刺五加性温，有**补气健脾，益肾强腰，养心安神，活血通络**的功效。

35. 刺五加主治病证：**①脾虚乏力，食欲不振，气虚浮肿。②肾虚腰膝酸软，小儿行迟。③心悸气**

短，失眠多梦，健忘。④胸痹心痛，痹痛日久，跌打肿痛。

36. 刺五加内服用量：煎汤，**9~20g**；或浸酒，或入丸散。

37. 刺五加使用注意事项：刺五加甘苦辛温，能伤阴助火，故**阴虚火旺者慎服**。

38. 大枣性温，有**补中益气，养血安神，缓和药性**的功效。

39. 大枣主治病证：**①脾虚乏力、食少便溏。②血虚萎黄，血虚脏躁。③缓和峻烈药的药性**。

40. 大枣内服用量：煎汤，**6~15g**；或入丸散。

41. 大枣使用注意事项：大枣甘温，易助湿生热，令人中满，故**湿盛中满、食积、虫积、龋齿作痛及痰热咳嗽者忌服**。

42. 白扁豆性微温，有**健脾化湿，消暑解毒**的功效。

43. 白扁豆主治病证：**①脾虚夹湿之食少便溏或泄泻，妇女带下。②暑湿吐泻。③食物中毒**。

44. 蜂蜜性平，有**补中缓急，润肺止咳，滑肠通便，解毒**的功效。

45. 蜂蜜主治病证：**①脾胃虚弱之食少倦怠、脘腹疼痛。②燥咳少痰，肺虚久咳。③肠燥便秘。④乌头类药中毒。⑤疮疡不敛，水火烫伤（外用）**。

46. 蜂蜜使用注意事项：甘润滑腻，易助湿滞气，令人中满，故**湿盛中满、痰多咳嗽及大便稀溏者忌服**。

47. 饴糖性温，有**补脾益气，缓急止痛，润肺止咳**的功效。

48. 饴糖主治病证：**①劳倦伤脾，气短乏力。②虚寒腹痛。③肺虚咳嗽，干咳无痰**。

49. 饴糖使用注意事项：饴糖甘温，易助热生湿，故**湿阻中满、湿热内蕴及痰湿甚者忌服**。

50. 红景天性平，有**益气，平喘，活血通脉**的功效。

51. 红景天主治病证：**①气虚体倦。②久咳虚喘。③气虚血瘀之胸痹心痛、中风偏瘫**。

52. 红景天内服用量：煎汤，**3~6g**；或入丸散。

53. 绞股蓝性寒，有**健脾益气，祛痰止咳，清热解毒**的功效。

54. 绞股蓝主治病证：**①气虚乏力，气津两虚。②痰热咳喘，燥痰劳嗽。③热毒疮痈，癌肿**。

55. 绞股蓝内服用量：煎汤，**15~30g**；研末吞，**3~6g**；亦可沸水浸泡代茶饮。

历年考题

【B型题】（1~2题共用备选答案）

A. 人参　　　　　　B. 甘草

C. 白术　　　　　　　　D. 山药

E. 大枣

1. 能燥湿利水的药是(　　　)

2. 能止汗、安胎的药是(　　　)

【考点提示】C、C。白术的功效是补气健脾,燥湿利水,止汗,安胎。

【B型题】(3~5题共用备选答案)

A. 党参　　　　　　　　B. 西洋参

C. 山药　　　　　　　　D. 细辛

E. 瓜蒌

3. 某男,56岁。喘咳数年,证属肺肾两虚,宜选用的药物是(　　　)

4. 某女,35岁。咳嗽痰血,证属阴虚火旺,宜选用的药物是(　　　)

5. 某女,40岁。咳嗽、痰稠不易咳出,证属肺热,宜选用的药物是(　　　)

【考点提示】C、B、E。山药主治病证有:①脾虚气弱之食少便溏或泄泻;②肺虚或肺肾两虚的喘咳;③肾阴虚证,消渴证;④肾虚遗精、尿频、带下。西洋参主治病证有:①阴虚热盛之咳嗽痰血;②热病气阴两伤之烦倦;③津液不足之口干舌燥,内热消渴。瓜蒌主治病证有:①肺热咳嗽、痰稠不易咳出;②胸痹,结胸;③乳痈肿痛,肺痈,肠痈;④肠燥便秘。

【X型题】6. 甘草的使用注意有(　　)

A. 不宜大量久服

B. 湿盛中满者不宜服

C. 脾虚食少不宜服

D. 脘腹挛急疼痛不宜服

E. 不宜与甘遂、大戟、芫花同服

【考点提示】ABE。甘草的使用注意:甘草味甘,易助湿壅气,故湿盛中满者不宜服。反大戟、甘遂、芫花、海藻,均忌同用。大剂量服用甘草,易引起浮肿,故不宜大量久服。

第二节　补阳药

必背采分点

1. 鹿茸性温,有**壮肾阳,益精血,强筋骨,调冲任,托疮毒**的功效。

2. 鹿茸主治病证:①**肾阳不足之阳痿滑精,宫冷不孕。②精血虚亏之筋骨无力、神疲羸瘦、眩晕耳鸣,小儿骨软行迟、囟门不合。③妇女冲任虚寒、带脉不固之崩漏、带下过多。④阴疽内陷,疮疡久溃不敛。

3. 鹿茸内服用量:研末冲服,**1~2g**,或入丸散。

4. 鹿茸使用注意事项:鹿茸温热峻烈,故**阴虚阳亢、实热、痰火内盛、血热出血及外感热病者忌服**;宜从小剂量开始,逐渐加量,以免伤阴动血。

5. 肉苁蓉性温,有**补肾阳,益精血,润肠通便**的功效。

6. 肉苁蓉主治病证:**①肾虚阳痿、不孕。②精血亏虚之腰膝痿弱、筋骨无力。③肠燥便秘**。

7. 肉苁蓉使用注意事项:肉苁蓉助阳滑肠,故**阴虚火旺、大便溏薄或实热便秘者忌服**。

8. 淫羊藿性温,有**补肾阳,强筋骨,祛风湿**的功效。

9. 淫羊藿主治病证:**①肾虚阳痿、不孕、尿频、筋骨痿软。②风寒湿痹或肢体麻木**。

10. 淫羊藿使用注意事项:淫羊藿辛甘温燥,伤阴助火,故**阴虚火旺及湿热痹痛者忌服**。

11. 杜仲性温,主治病证:**①肝肾不足之腰膝酸痛、筋骨无力。②肝肾亏虚之胎动不安、胎漏下血。③高血压属肝肾亏虚者**。

12. 杜仲使用注意事项:杜仲性温,故**阴虚火旺者慎服**。

13. 续断性微温，有**补肝肾，行血脉，续筋骨**的功效。

14. 续断主治病证：**①肝肾不足之腰痛脚弱、遗精。②肝肾亏虚之崩漏经多，胎漏下血，胎动欲坠。③跌仆损伤，金疮，痈疽肿痛**。

15. 续断使用注意事项：续断苦燥微温，故**风湿热痹者忌服**。

16. 补骨脂性温，有**补肾壮阳，固精缩尿，温脾止泻，纳气平喘**的功效。

17. 补骨脂主治病证：**①肾阳不足的阳痿、腰膝冷痛。②肾虚不固的滑精、遗尿、尿频。③脾肾阳虚的泄泻。④肾虚作喘**。

18. 补骨脂用法用量：①内服：煎汤，**6~10g**；或入丸散。②外用：适量，可制成 20%~30% 酊剂涂患处。

19. 补骨脂使用注意事项：补骨脂温燥，易伤阴助火，故**阴虚内热及大便秘结者忌服**。

20. 益智仁性温，有**暖肾固精缩尿，温脾止泻摄唾**的功效。

21. 益智仁主治病证：**①肾气虚寒的遗精滑精、遗尿、夜尿频多。②脾寒泄泻，腹中冷痛，脾虚口多涎唾**。

22. 益智仁使用注意事项：益智仁温燥而易伤阴，故**阴虚火旺及有湿热者忌服**。

23. 蛤蚧性平，主治病证：**①肺虚咳嗽，肾虚喘促。②肾虚阳痿，精血亏虚**。

24. 蛤蚧内服用量：煎汤，3~6g；研末，每次**1~2g**；浸酒，每次1~2对。

25. 蛤蚧使用注意事项：蛤蚧滋补助阳，故**风寒、实热及痰湿喘咳者忌服**。

26. 菟丝子性平，有**补阳益阴，固精缩尿，明目止泻，安胎，生津**的功效。

27. 菟丝子主治病证：**①肾虚腰膝酸痛、阳痿、滑精、尿频、白带过多。②肝肾不足的目暗不明。③脾虚便溏或泄泻。④肾虚胎漏、胎动不安。⑤阴阳两虚的消渴**。

28. 菟丝子使用注意事项：菟丝子虽曰平补阴阳，但仍偏补阳，且带涩性，故**阴虚火旺而见大便燥结、小便短赤者忌服**。

29. 巴戟天主治病证：**①肾虚阳痿、不孕、尿频。②肾虚兼风湿的腰膝疼痛或软弱无力**。

30. 巴戟天使用注意事项：巴戟天辛甘微温助火，故**阴虚火旺或有湿热者忌服**。

31. 锁阳性温，主治病证：**①肾虚阳痿、不孕。②精**

血亏虚之腰膝痿弱、筋骨无力。③肠燥便秘。

32. 锁阳使用注意事项：锁阳甘温助火滑肠，故阴虚火旺、实热便秘及肠滑泄泻者忌服。

33. 骨碎补性温，有补肾，活血，止痛，续伤的功效。

34. 骨碎补主治病证：①肾虚之腰痛、脚弱、耳鸣、耳聋、牙痛、久泻。②跌仆闪挫，筋伤骨折。

35. 骨碎补使用注意事项：骨碎补苦温燥散助火，故阴虚内热及无瘀血者忌服。

36. 冬虫夏草性平，有益肾补肺，止血化痰的功效。

37. 冬虫夏草主治病证：①肾虚阳痿、腰膝酸痛。②肺肾两虚的久咳虚喘，肺阴不足的劳嗽痰血。

38. 冬虫夏草使用注意事项：冬虫夏草甘平补虚，故表邪未尽者慎服。

39. 核桃仁性温，有补肾，温肺，润肠的功效。

40. 核桃仁主治病证：①肾虚腰痛脚弱，阳痿遗精。②肺肾两虚咳喘。③肠燥便秘。

41. 核桃仁使用注意事项：核桃仁性温滑润，故阴虚火旺、痰热咳喘及大便稀溏者慎服。

42. 紫河车性温，有温肾补精，养血益气的功效。

43. 紫河车主治病证：①肾虚精亏的不孕、阳痿、遗精、腰酸。②气血两亏的面色萎黄、消瘦乏力、产后少乳。③肺肾两虚的气喘咳嗽。④癫痫久发气血亏虚。

44. 紫河车使用注意事项：紫河车温热，故阴虚火旺者不宜单独应用。

45. 沙苑子性温，有补肾固精，养肝明目的功效。

46. 沙苑子主治病证：①肾虚腰痛，阳痿遗精，遗尿尿频，白带过多。②肝肾亏虚的目暗不明、头昏眼花。

47. 沙苑子使用注意事项：沙苑子温补固涩，故阴虚火旺及小便不利者忌服。

48. 仙茅性热，有补肾壮阳，强筋健骨，祛寒除湿的功效。

49. 仙茅主治病证：①肾虚阳痿精冷。②肾虚筋骨冷痛，寒湿久痹。③阳虚冷泻。

50. 仙茅使用注意事项：仙茅辛热燥散，易伤阴助火，故阴虚火旺者忌服。

51. 狗脊性温，有补肝肾，强腰膝，祛风湿的功效。

52. 狗脊主治病证：①肾虚腰痛脊强，足膝痿软。②小便不禁，白带过多。③风湿痹痛。

53. 狗脊使用注意事项：狗脊温补固摄，故肾虚有热、小便不利或短涩黄少、口苦舌干者忌服。

54. 海马性温,有**补肾助阳,活血散结,消肿止痛**的功效。

55. 海马主治病证:**①肾阳虚亏阳痿精少,尿频遗尿。②癥瘕积聚,跌打损伤。③痈肿疔疮(外用)**。

56. 海马内服用量:煎汤,3~9g;研末,每次**1~1.5g**。

57. 海马使用注意事项:海马甘咸温补行散,故**孕妇及阴虚阳亢者忌服**。

历年考题

【A型题】1. 某男,65岁。宿有喘病,气短,动则喘甚,小便清长,腰膝酸痛,大便艰涩,排出困难,宜选用的药物是( )

    A. 桃仁   B. 苦杏仁

    C. 郁李仁   D. 核桃仁

    E. 冬瓜仁

【考点提示】D。核桃仁主治病证有:①肾虚腰痛脚弱,阳痿遗精;②肺肾两虚咳喘;③肠燥便秘。

【B型题】(2~4题共用备选答案)

    A. 杜仲   B. 海马

    C. 蛤蚧   D. 五加皮

    E. 巴戟天

2. 能补肝肾、安胎的药是(　　)
3. 能补肺气、定喘嗽的药是(　　)
4. 能补肾阳、祛风湿的药是(　　)

【考点提示】A、C、E。杜仲的功效是补肝肾，强筋骨，安胎。蛤蚧的功效是补肺气，定喘嗽，助肾阳，益精血。巴戟天的功效是补肾阳，强筋骨，祛风湿。

【B型题】(5~6题共用备选答案)

A. 滋肾阴　　　　　　B. 补脾气
C. 祛风湿　　　　　　D. 纳肾气
E. 祛湿痰

5. 淫羊藿除补肾阳、强筋骨外，又能(　　)
6. 巴戟天除补肾阳、强筋骨外，又能(　　)

【考点提示】C、C。淫羊藿【功效】补肾阳，强筋骨，祛风湿。巴戟天【功效】补肾阳，强筋骨，祛风湿。

【B型题】(7~9题共用备选答案)

A. 补骨脂　　　　　　B. 淫羊藿
C. 绞股蓝　　　　　　D. 肉苁蓉
E. 益智仁

7. 某男，48岁。患肾虚阳痿与肠燥便秘，宜选用的药物是(　　)
8. 某女，53岁。患肾虚作喘与尿频泄泻，宜选用的药物是(　　)

9. 某女，38岁。患肾虚不孕与风寒湿痹，宜选用的药物是(　　)

【考点提示】D、A、B。肉苁蓉主治病证有：①肾虚阳痿、不孕；②精血亏虚之腰膝痿弱、筋骨无力；③肠燥便秘。补骨脂主治病证有：①肾阳不足的阳痿、腰膝冷痛；②肾虚不固的滑精、遗尿、尿频；③脾肾阳虚的泄泻；④肾虚作喘。淫羊藿主治病证有：①肾虚阳痿、不孕、尿频、筋骨痿软；②风寒湿痹或肢体麻木。

第三节　补血药

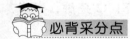

1. 当归性温，有**补血活血，调经止痛，润肠通便**的功效。

2. 当归主治病证：**①血虚萎黄、眩晕心悸。②月经不调，经闭，痛经。③虚寒腹痛，瘀血作痛，跌打损伤，痹痛麻木。④痈疽疮疡。⑤血虚肠燥便秘**。

3. 当归配黄芪，**益气生血力强**，治血虚或气血双亏证。

4. 当归使用注意事项：当归甘温补润，故**湿盛中满、大便泄泻者忌服**。

5. 熟地黄性微温,有**补血滋阴,补精益髓**的功效。

6. 熟地黄主治病证:①**血虚萎黄、眩晕、心悸、月经不调、崩漏**。②**肾阴不足的潮热、盗汗、遗精,消渴**。③**精血亏虚的腰酸脚软、头晕眼花、耳聋耳鸣、须发早白**。

7. 熟地黄使用注意事项:熟地黄质黏滋腻,易碍消化,故**脾胃气滞、痰湿内阻的脘腹胀满、食少便溏者忌服**。

8. 何首乌性微温,有**补益精血,解毒,截疟,润肠通便**的功效。

9. 何首乌主治病证:①**精血不足的头晕眼花、须发早白、腰酸脚软、遗精、崩漏、带下**。②**疮肿,瘰疬**。③**体虚久疟**。④**肠燥便秘**。

10. 何首乌使用注意事项:何首乌生用能滑肠,故**脾虚便溏者慎服**。

11. 白芍有**养血调经,敛阴止汗,柔肝止痛,平抑肝阳**的功效。

12. 白芍主治病证:①**血虚萎黄,月经不调,痛经,崩漏**。②**阴虚盗汗,表虚自汗**。③**肝脾不和之胸胁脘腹疼痛,或四肢拘急作痛**。④**肝阳上亢之头痛眩晕**。

13. 阿胶性平,有**补血止血,滋阴润燥**的功效。

14. 阿胶主治病证：①**血虚眩晕、心悸**。②**吐血、衄血、便血、崩漏、妊娠胎漏**。③**阴虚燥咳或虚劳喘咳**。④**阴虚心烦、失眠**。

15. 阿胶使用注意事项：阿胶滋腻黏滞，故**脾胃不健、纳食不佳、消化不良及大便溏泄者忌服**。

16. 龙眼肉性温，有**补心脾，益气血，安心神**的功效。

17. 龙眼肉主治病证：①**心脾两虚之心悸怔忡、失眠健忘**。②**气血不足证**。

18. 龙眼肉使用注意事项：龙眼肉虽甘温无毒，但易助热生火，故**内有实火、痰热、湿热者忌服**。

历年考题

【A型题】1. 白芍不具有的功效是（　　）
 A. 养血调经　　　　B. 柔肝止痛
 C. 养心安神　　　　D. 平抑肝阳
 E. 敛阴止汗

【考点提示】C。白芍有养血调经，敛阴止汗，柔肝止痛，平抑肝阳的功效。

【B型题】（2~3题共用备选答案）
 A. 续断　　　　　　B. 紫河车
 C. 菟丝子　　　　　D. 何首乌
 E. 益智仁

2. 能温肾补精、益气养血的药是（   ）

3. 制用补益精血，生用解毒、截疟的药是（   ）

【考点提示】B、D。紫河车的功效是温肾补精，养血益气。何首乌制用微温，甘补兼涩，不腻不燥，善补肝肾、益精血、乌须发，为滋补良药。生用平而偏凉，苦多甘少，善行泄而补虚力弱，能解毒、截疟、润肠燥。

【X型题】4. 白芍的主治病证有（   ）

A. 自汗盗汗　　　　　B. 阳亢眩晕
C. 阴虚燥咳　　　　　D. 血虚萎黄
E. 四肢拘急作痛

【考点提示】ABDE。白芍的主治病证有：①血虚萎黄，月经不调，痛经，崩漏。②阴虚盗汗，表虚自汗。③肝脾不和之胸胁脘腹疼痛，或四肢拘急作痛。④肝阳上亢之头痛眩晕。

第四节　补阴药

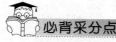

必背采分点

1. 南沙参性微寒，有**清肺养阴，祛痰，益气**的功效。

2. 南沙参主治病证：**①肺热燥咳有痰，阴虚劳嗽咯**

血。**②气阴两伤的舌干口渴**。

3. 南沙参使用注意事项：南沙参甘寒，故**虚寒证忌服**。反藜芦。

4. 北沙参性微寒，有**养阴清肺，益胃生津**的功效。

5. 北沙参主治病证：**①肺热燥咳，阴虚劳嗽咯血。②阴伤津亏的舌干口渴**。

6. 北沙参使用注意事项：北沙参甘寒，故**虚寒证忌服**。

7. 麦冬性微寒，有**润肺养阴，益胃生津，清心除烦，润肠通便**的功效。

8. 麦冬主治病证：**①肺热燥咳痰黏，阴虚劳嗽咯血。②津伤口渴，内热消渴。③心阴虚、心火旺的心烦失眠。④肠燥便秘**。

9. 麦冬使用注意事项：麦冬性凉滋润，故**风寒或痰饮咳嗽、脾虚便溏者忌服**。

10. 石斛性微寒，有**养胃生津，滋阴除热，明目，强腰**的功效。

11. 石斛主治病证：**①热病伤津或胃阴不足的舌干口燥，内热消渴。②阴虚虚热不退。③肾虚视物不清、腰膝软弱**。

12. 石斛使用注意事项：石斛甘补恋邪，故**温热病不宜早用**；又能助湿，故湿温尚未化燥者忌服。

13. 黄精主治病证：①肺虚燥咳，劳嗽久咳。②肾虚精亏的腰膝酸软、须发早白、头晕乏力。③气虚倦怠乏力，阴虚口干便燥。④气阴两虚，内热消渴。

14. 黄精使用注意事项：黄精易助湿邪，故脾虚有湿、咳嗽痰多及中寒便溏者忌服。

15. 枸杞子性平，有滋补肝肾，明目，润肺的功效。

16. 枸杞子主治病证：①肝肾阴虚的头晕目眩、视力减退、腰膝酸软、遗精。②消渴。③阴虚咳嗽。

17. 枸杞子使用注意事项：枸杞子滋阴润燥，故大便溏薄者慎服。

18. 龟甲主治病证：①阴虚阳亢之头晕目眩，热病伤阴之虚风内动。②阴虚发热。③肾虚腰膝痿弱、筋骨不健、小儿囟门不合。④心血不足之心悸、失眠、健忘。⑤血热崩漏、月经过多。

19. 龟甲使用注意事项：龟甲甘寒，故脾胃虚寒者忌服；能软坚祛瘀治难产，故孕妇慎服。

20. 鳖甲性寒，主治病证：①阴虚阳亢之头晕目眩，热病伤阴之虚风内动。②阴虚发热。③久疟疟母，癥瘕。

21. 天冬性寒，有滋阴降火，清肺润燥，润肠通便的功效。

22. 天冬主治病证：①肺热燥咳，顿咳痰黏，劳嗽咯血。②骨蒸潮热，津伤口渴，阴虚消渴。③肠燥便秘。

23. 玉竹性平，有**滋阴润肺，生津养胃**的功效。

24. 玉竹主治病证：**①肺燥咳嗽，阴虚劳嗽，阴虚外感。②胃阴耗伤的舌干口燥，消渴**。

25. 玉竹使用注意事项：玉竹柔润多液，故**脾虚有痰湿者忌服**。

26. 百合性微寒，有**养阴润肺，清心安神**的功效。

27. 百合主治病证：**①肺虚久咳，阴虚燥咳，劳嗽咯血。②虚烦惊悸，失眠多梦，精神恍惚**。

28. 百合使用注意事项：百合寒润，故**风寒咳嗽或中寒便溏者忌服**。

29. 墨旱莲性寒，有**滋阴益肾，凉血止血**的功效。

30. 墨旱莲主治病证：**①肝肾阴虚的头晕目眩、须发早白。②阴虚血热的吐血、衄血、尿血、便血、崩漏**。

31. 墨旱莲使用注意事项：墨旱莲性寒，故**虚寒腹泻者忌服**。

32. 女贞子性凉，主治病证：**①肝肾阴虚的头晕目眩、腰膝酸软、须发早白。②阴虚发热。③肝肾虚亏的目暗不明，视力减退**。

33. 女贞子配墨旱莲，**滋补肝肾之阴力增**，多治肝肾阴虚之证。

34. 女贞子使用注意事项：女贞子虽补而不腻，但性凉，故**脾胃虚寒泄泻及肾阳虚者忌服**。

35. 桑椹性寒，有**滋阴补血，生津，润肠**的功效。

36. 桑椹主治病证：**①阴虚血亏的眩晕、目暗、耳鸣、失眠、须发早白。②津伤口渴，消渴。③肠燥便秘**。

37. 桑椹使用注意事项：桑椹性寒润滑，故**脾胃虚寒溏泄者忌服**。

38. 哈蟆油性平，有**补肾益精，养阴润肺**的功效。

39. 哈蟆油主治病证：**①病后体弱，神疲乏力，盗汗。②劳嗽咳血**。

40. 哈蟆油使用注意事项：哈蟆油甘咸滋腻，故**外有表邪、内有痰湿者慎服**。

41. 楮实子性寒，主治病证有：**①肝肾不足，腰膝酸软，虚劳骨蒸。②头晕目昏，目生翳膜。③水肿胀满**。

42. 楮实子使用注意事项：楮实子甘寒滋腻，故**脾胃虚寒、大便溏泄者慎服**。

历年考题

【A 型题】1. 既滋阴润肺，又补脾益气的药是（　　）

A. 石斛　　　　　　B. 黄精

C. 百合　　　　　　D. 北沙参

E. 枸杞子

【考点提示】B。黄精的功效是滋阴润肺，补脾益气。

常用单味中药 第一部分

【B型题】(2~4题共用备选答案)

A. 滋补肝肾,益气　　B. 滋阴益肾,利尿
C. 滋阴润肺,清虚热　D. 滋肾补肝,明目乌发
E. 滋阴潜阳,软坚散结

2. 鳖甲的功效是(　　)
3. 楮实子的功效是(　　)
4. 女贞子的功效是(　　)

【考点提示】E、B、D。鳖甲的功效是滋阴潜阳,退热除蒸,软坚散结。楮实子的功效是滋阴益肾,清肝明目,利尿。女贞子滋肾补肝,清虚热,明目乌发。

【B型题】(5~7题共用备选答案)

A. 龟甲　　B. 南沙参
C. 天冬　　D. 阿胶
E. 麦冬

5. 某女,58岁。既患有心烦失眠,又患有内热消渴,宜选用的药物是(　　)

6. 某男,62岁。既患有腰膝痿弱,又患有头晕目眩,宜选用的药物是(　　)

7. 某女,38岁。既患有血虚眩晕,又患有阴虚燥咳,宜选用的药物是(　　)

【考点提示】E、A、D。麦冬主治病证有:①肺热燥咳痰黏,阴虚劳嗽咯血。②津伤口渴,内热消渴。

③心阴虚、心火旺的心烦失眠。④肠燥便秘。龟甲主治病证有：①阴虚阳亢之头晕目眩，热病伤阴之虚风内动。②阴虚发热。③肾虚腰膝痿弱、筋骨不健，小儿囟门不合。④心血不足之心悸、失眠、健忘。⑤血热崩漏，月经过多。阿胶主治病证有：①血虚眩晕、心悸。②吐血，衄血，便血，崩漏，妊娠胎漏。③阴虚燥咳或虚劳喘咳。④阴虚心烦、失眠。

【X型题】8. 某女，50岁。时值更年期，患阴虚崩漏，口干口渴，舌红少苔。治当滋阴、凉血止血，宜选用的药是(　　)

　　A. 龟甲　　　　　　　　B. 鳖甲
　　C. 女贞子　　　　　　　D. 墨旱莲
　　E. 哈蟆油

【考点提示】AD。龟甲【功效】滋阴潜阳，益肾健骨，养血补心，凉血止血。【主治病证】①阴虚阳亢之头晕目眩，热病伤阴之虚风内动。②阴虚发热。③肾虚腰膝痿弱、筋骨不健、小儿囟门不合。④心血不足之心悸、失眠、健忘。⑤血热崩漏、月经过多。墨旱莲【功效】滋阴益肾，凉血止血。【主治病证】①肝肾阴虚的头晕目眩、须发早白。②阴虚血热的吐血、衄血、尿血、便血、崩漏。

第十八章 收涩药

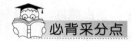

1. 五味子性温，**上能敛肺止咳平喘，下能滋肾涩精止泻**，内能生津宁心安神，外能固表收敛止汗。

2. 五味子有**收敛固涩，益气生津，滋肾宁心**的功效。

3. 五味子主治病证：**①肺虚久咳或肺肾不足的咳喘。②津伤口渴，消渴。③表虚自汗，阴虚盗汗。④肾虚遗精、滑精。⑤脾肾两虚的五更泄泻。⑥虚烦心悸，失眠多梦**。

4. 五味子内服用量：煎汤，**2~6g**；或入丸散。

5. 五味子使用注意事项：五味子酸温涩敛，故**表邪未解、内有实热、咳嗽初起及麻疹初发慎服**。

6. 乌梅性平，有**敛肺，涩肠，生津，安蛔，止血**的功效。

7. 乌梅使用注意事项：乌梅酸涩收敛，故**表邪未解及实热积滞者慎服**。

8. 椿皮主治病证：**①久泻久痢，湿热泻痢，便血。②崩漏，赤白带下。③蛔虫病，疮癣作痒**。

9. 椿皮使用注意事项：椿皮味苦性寒，故**脾胃虚寒者慎服**。

10. 赤石脂性温，有**涩肠止泻，止血，止带；外用收湿敛疮生肌**的功效。

11. 赤石脂主治病证：**①泻痢不止，便血脱肛。②崩漏，赤白带下。③湿疮流水，溃疡不敛，外伤出血**。

12. 莲子肉性平，有**补脾止泻，益肾固精，止带，养心安神**的功效。

13. 莲子肉使用注意事项：莲子肉甘涩，故**大便秘结者慎服**。

14. 山茱萸性微温，有**补益肝肾，收敛固脱**的功效。

15. 山茱萸主治病证：**①肝肾亏虚的头晕目眩、腰膝酸软、阳痿。②肾虚遗精滑精，小便不禁，虚汗不止。③妇女崩漏及月经过多**。

16. 山茱萸使用注意事项：山茱萸温补固涩，故**命门火炽、素有湿热及小便不利者慎服**。

17. 桑螵蛸主治病证：**①肾阳亏虚的遗精滑精，遗尿尿频，小便白浊，带下。②阳痿不育**。

18. 桑螵蛸使用注意事项：桑螵蛸助阳固涩，故**阴虚火旺之遗精及湿热尿频者忌服**。

19. 海螵蛸性温，有**收敛止血，固精止带，制酸止痛，收湿敛疮**的功效。

20. 海螵蛸主治病证：**①崩漏下血，肺胃出血，创伤出血。②肾虚遗精，赤白带下。③胃痛吞酸。④湿疮湿疹，溃疡不敛**。

21. 海螵蛸内服用量：煎汤，**5~10g**；研末，每次**1.5~3g**。

22. 海螵蛸使用注意事项：海螵蛸能伤阴助热，故**阴虚多热者忌服，大便秘结者慎服**。

23. 诃子性平，有**涩肠，敛肺，下气，利咽**的功效。

24. 诃子主治病证：**①久泻，久痢，便血脱肛。②肺虚久咳，咽痛，失音**。

25. 诃子使用注意事项：诃子收涩，故**外有表邪、内有湿热积滞者忌服**。

26. 肉豆蔻性温，有**涩肠止泻，温中行气**的功效。

27. 肉豆蔻配补骨脂，温肾暖脾止泻之功显著，治**脾肾两虚泄泻**每用。

28. 肉豆蔻内服用量：煎汤，**3~10g**；或入丸散，每次**1.5~3g**。温中止泻宜煨用。

29. 肉豆蔻使用注意事项：肉豆蔻温中固涩，故**湿热泻痢者忌服**。

30. 芡实性平，有**补脾祛湿，益肾固精**的功效。

31. 芡实主治病证：①**脾虚久泻不止**。②**肾虚遗精，小便不禁，白带过多**。

32. 覆盆子性微温，有**益肾，固精，缩尿，养肝，明目**的功效。

33. 覆盆子主治病证：①**肾虚不固的遗精滑精、遗尿尿频**。②**肾虚阳痿**。③**肝肾不足的目暗不明**。

34. 覆盆子使用注意事项：覆盆子性温固涩，故**肾虚有火之小便短涩者忌服**。

35. 浮小麦性凉，有**益气，除热止汗**的功效。

36. 浮小麦主治病证：①**气虚自汗，阴虚盗汗**。②**骨蒸劳热**。

37. 金樱子性平，有**固精缩尿，涩肠止泻，固崩止带**的功效。

38. 金樱子主治病证：①**遗精滑精，尿频遗尿**。②**久泻久痢**。③**崩漏带下**。

39. 五倍子性寒，有**敛肺降火，涩肠固精，敛汗止血，收湿敛疮**的功效。

40. 五倍子主治病证：①**肺虚久咳**。②**久泻久痢，遗精滑精**。③**自汗盗汗，崩漏，便血痔血，外伤出血**。④**疮肿，湿疮**。

41. 五倍子使用注意事项：五倍子酸涩收敛，故**外感咳嗽、湿热泻痢者忌服**。

42. 麻黄根性平，有**收敛止汗**的功效。

43. 麻黄根主治病证：**自汗，盗汗**。

44. 糯稻根性平，有**止汗退热，益胃生津**的功效。

45. 糯稻根主治病证：**①自汗、盗汗。②虚热不退，骨蒸潮热**。

46. 罂粟壳性平，有**敛肺，涩肠，止痛**的功效。

47. 罂粟壳主治病证：**①肺虚久咳。②久泻久痢。③心腹筋骨诸痛**。

48. 罂粟壳使用注意事项：罂粟壳酸涩收敛，故**咳嗽与泻痢初起者忌服**；有毒并易成瘾，不宜大量或久服；孕妇及儿童禁用；运动员慎服。

49. 石榴皮性温，有**涩肠止泻，止血，杀虫**的功效。

50. 石榴皮主治病证：**①久泻久痢。②便血，崩漏。③虫积腹痛**。

51. 石榴皮使用注意事项：石榴皮收涩，所含石榴皮碱有毒，故用量不宜过大，**泻痢初起者忌服**。

历年考题

【A 型题】1. 桑螵蛸除固精缩尿，又能（   ）

　A. 补肾助阳　　　　　B. 补脾止泻

　C. 补肺定喘　　　　　D. 补肝明目

　E. 补心定惊

【考点提示】A。桑螵蛸的功效是固精缩尿,补肾助阳。

【A型题】2. 乌梅的主治病证是(　　)

A. 外感咳嗽　　　　　　B. 湿热泻痢

C. 瘀阻出血　　　　　　D. 蛔厥腹痛

E. 积滞腹痛

【考点提示】D。乌梅的主治病证是:①肺虚久咳。②久泻久痢。③虚热消渴。④蛔厥腹痛。⑤崩漏,便血。

【A型题】3. 椿皮不具有功效是(　　)

A. 止血　　　　　　　　B. 止带

C. 固精　　　　　　　　D. 涩肠

E. 清热燥湿

【考点提示】C。椿皮的功效是清热燥湿,涩肠,止血,止带,杀虫。

【A型题】4. 某男,18岁。平日饮食不讲卫生,凌晨突发阵发性上腹剧烈绞痛,有向上钻顶感,伴恶心、呕吐。而在间歇期,却似如常人。查验粪便有蛔虫卵。西医诊断为胆道蛔虫症,中医诊为蛔厥腹痛,宜选用的药是(　　)

A. 椿皮　　　　　　　　B. 乌梅

C. 木瓜　　　　　　　　D. 地肤子

E. 蛇床子

【考点提示】 B。乌梅功效：敛肺，涩肠，生津，安蛔，止血。乌梅主治病证：①肺虚久咳。②久泻久痢。③虚热消渴。④蛔厥腹痛。⑤崩漏，便血。

【A型题】 5. 某男，70岁。患咳喘20余年。刻下动则气喘，自汗乏力、时发心悸、多梦、口渴，舌质淡红，少苔。证属肺肾不足、心神失养，宜选用的药是（　　）

A. 五味子　　　　　　B. 天冬
C. 浮小麦　　　　　　D. 山茱萸
E. 薏苡仁

【考点提示】 A。五味子主治病证有：①肺虚久咳或肺肾不足的咳喘；②津伤口渴，消渴；③表虚自汗，阴虚盗汗；④肾虚遗精、滑精；⑤脾肾两虚的五更泄泻；⑥虚烦心悸，失眠多梦。

【B型题】（6～7题共用备选答案）

A. 肾虚喘息　　　　　B. 虚汗不止
C. 肾虚遗精　　　　　D. 肺虚久咳失音
E. 虚寒气滞脘腹胀痛

6. 肉豆蔻既治久泻久痢，又治（　　）
7. 莲子肉既治脾虚久泻，又治（　　）

【考点提示】 E、C。肉豆蔻的功效是涩肠止泻，温中行气。主治病证是：①久泻不止。②虚寒气滞的脘腹胀痛、食少呕吐。莲子肉的功效是补脾止泻，益肾固精，止带，养心安神。主治病证是：①脾虚久泻、食欲不振。②肾虚遗精、滑精，脾肾两虚之带下。③心肾不交的虚烦、惊悸失眠。

【X型题】8. 椿皮的功效有（　　）

A. 涩肠　　　　　　　B. 杀虫
C. 止带　　　　　　　D. 止血
E. 清热燥湿

【考点提示】 ABCDE。椿皮的功效有：清热燥湿，涩肠，止血，止带，杀虫。

第十九章　涌吐药

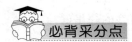 必背采分点

1. 常山性寒，主治病证：**①胸中痰饮。②疟疾**。

2. 常山内服用量：煎汤，**5~9g**；或入丸散。

3. 常山使用注意事项：常山有毒而涌吐，易损伤正气，故用量不宜过大，**孕妇及体虚者忌服**。

4. 瓜蒂性寒，主治病证：**①热痰，宿食。②湿热黄疸，湿家头痛**。

5. 瓜蒂内服用量：煎汤，2~5g；入丸散，**0.3~1g**。服后含咽砂糖能增药力。

6. 瓜蒂使用注意事项：瓜蒂作用强烈，易损伤正气，故**孕妇、体虚、失血及上部无实邪者忌服**。若呕吐不止，用麝香0.01~0.015g，开水冲服可解。

7. 藜芦性寒，有**涌吐风痰，杀虫疗癣**的功效。

8. 藜芦主治病证：**①中风，癫痫，喉痹。②疥癣秃疮**。

9. 藜芦内服用量：入丸散，**0.3~0.9g**。

10. 藜芦使用注意事项：藜芦有毒，内服宜慎；**孕妇及体弱者忌服**；不宜与细辛、赤芍、白芍、人参、丹参、玄参、沙参、苦参同用。

历年考题

【A 型题】1. 内服涌吐热痰、宿食的药是（　　）

A. 儿茶　　　　　　　B. 轻粉

C. 铅丹　　　　　　　D. 毛茛

E. 瓜蒂

【考点提示】E。瓜蒂功效是：内服涌吐热痰、宿食；外用研末吹鼻，引去湿热。

【A 型题】2. 常山与雄黄的共同功效是（　　）

A. 杀虫　　　　　　　B. 截疟

C. 燥湿祛痰　　　　　D. 涌吐痰涎

E. 补火助阳

【考点提示】B。常山的功效是涌吐痰饮，截疟。雄黄的功效是解毒，杀虫，燥湿祛痰，截疟定惊。

第二十章 杀虫燥湿止痒药

1. 雄黄性温,有**解毒,杀虫,燥湿祛痰,截疟定惊**的功效。

2. 雄黄主治病证:**①痈疽疔疮,疥癣,虫蛇咬伤。②虫积腹痛。③哮喘,疟疾,惊痫**。

3. 雄黄内服用量:入丸散,**0.05~0.1g**。

4. 雄黄使用注意事项:雄黄有毒,故外用不可大面积或长期涂敷;内服宜慎,不可久用;孕妇忌服。煅后生成三氧化二砷而使其毒性剧增,故**入药忌火煅**。

5. 硫黄性温,有外用解毒杀虫止痒,内服**补火助阳通便**的功效。

6. 硫黄主治病证:**①疥癣,湿疹,秃疮,阴疽恶疮。②肾阳不足的阳痿、小便频数,肾虚喘促。③虚冷便秘**。

7. 硫黄内服用量:炮制后入丸散,**1~3g**。

8. 硫黄使用注意事项：硫黄性温有毒，故**孕妇及阴虚火旺者忌服**；不宜与芒硝、玄明粉同用。

9. 轻粉性寒，有外用杀虫、攻毒、敛疮；内服**祛痰消积，逐水通便**的功效。

10. 轻粉主治病证：**①疥癣，梅毒，疮疡溃烂。②痰涎积滞，水肿鼓胀兼二便不利**。

11. 轻粉内服用量：入丸剂或装胶囊，每次**0.1~0.2g**，每日1~2次。

12. 轻粉使用注意事项：轻粉有毒，外用不可大面积或长久涂敷；内服不可过量或久服；**孕妇及肝肾功能不全者忌服**；服后要及时漱口，以免口腔糜烂。

13. 白矾性寒，有外用解毒杀虫，燥湿止痒；内服**止血止泻，清热消痰**的功效。

14. 白矾主治病证：**①疮疡，疥癣，湿疹瘙痒，阴痒带下。②吐衄下血，泻痢不止。③风痰痫病，痰热癫狂。④湿热黄疸**。

15. 白矾内服用量：入丸散，**0.6~1.5g**。

16. 白矾使用注意事项：白矾酸寒收敛性强，故**体虚胃弱及无湿热痰火者忌服**。

17. 蛇床子性温，主治病证：**①阴部湿痒，湿疹，湿疮，疥癣。②寒湿带下，湿痹腰痛。③肾虚阳痿，宫冷不孕**。

18. 蛇床子使用注意事项：蛇床子性温，故**阴虚火旺及下焦湿热者忌服**。

19. 露蜂房性平，有**攻毒杀虫，祛风止痛**的功效。

20. 露蜂房主治病证：①**疮疡肿毒，乳痈，瘰疬**。②**顽癣，鹅掌风**。③**牙痛，风湿痹痛**。

21. 露蜂房使用注意事项：露蜂房有毒而无补虚之功，故**气血虚弱者忌服**。

22. 铅丹性微寒，有**外用拔毒止痒，敛疮生肌；内服坠痰镇惊，攻毒截疟**的功效。

23. 铅丹主治病证：①**疮疡溃烂，黄水湿疮**。②**惊痫癫狂**。③**疟疾**

24. 铅丹内服用量：入丸散，每次**0.3~0.6g**。

25. 铅丹使用注意事项：铅丹有毒，故外用不宜大面积或长期涂敷，内服宜慎，不可过量或持续内服，以防蓄积中毒。**孕妇忌服**。

26. 土荆皮性温，有**杀虫，疗癣，止痒**的功效。

27. 土荆皮主治病证：**体癣，手足癣，头癣**。

历年考题

【A型题】1. 性寒有毒，外用不可大面积或长久涂敷，内服不可过量或久用，服后要及时漱口的药是（ ）

A. 轻粉 B. 藜芦
C. 砒石 D. 露蜂房
E. 炉甘石

【考点提示】A。轻粉注意事项有：轻粉有毒，外用不可大面积或长久涂敷；内服不可过量或久服，孕妇及肝肾功能不全者忌服；服后要及时漱口，以免口腔糜烂。

【A 型题】2. 性寒，外用解毒杀虫，燥湿止痒，内服止血止泻，清热消痰的药是（　　）

A. 白矾 B. 硫黄
C. 轻粉 D. 露蜂房
E. 炉甘石

【考点提示】A。白矾【功效】外用解毒杀虫，燥湿止痒，内服止血止泻，清热消痰。

【X 型题】3. 蛇床子的功效有（　　）

A. 健脾止泻 B. 燥湿祛风
C. 杀虫止痒 D. 温肾壮阳
E. 坠痰镇惊

【考点提示】BCD。蛇床子的功效有燥湿祛风，杀虫止痒，温肾壮阳。

第二十一章　拔毒消肿敛疮药

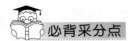必背采分点

1. 斑蝥性热，有**攻毒蚀疮，破血逐瘀，散结消癥**的功效。

2. 斑蝥主治病证：**①痈疽不溃，恶疮死肌，顽癣，瘰疬。②血瘀经闭，癥瘕**。

3. 斑蝥内服用量：炮制后入丸散，**0.03~0.06g**。

4. 蟾酥性温，有**解毒消肿，止痛，开窍醒神**的功效。

5. 蟾酥主治病证：**①痈疽疔疮，咽喉肿痛，龋齿作痛。②痧胀腹痛吐泻，甚则昏厥**。

6. 蟾酥内服用量：入丸散，**0.015~0.03g**。

7. 蟾酥使用注意事项：蟾酥毒大，发疱腐蚀性强，故**外用不可入目**。**孕妇忌用**。

8. 马钱子性温，主治病证：**①痈疽肿痛，跌打伤痛。②风湿痹痛，拘挛麻木**。

9. 马钱子内服用量：炮制后入丸散，**0.3~0.6g**。

10. 马钱子使用注意事项：马钱子有毒，服用过量可致肢体颤动、惊厥、呼吸困难，甚则昏迷，有毒成分还能经皮肤吸收，故内服应严格炮制，不能生用及多服、久服，外用不宜大面积或长期涂敷。**孕妇禁用，运动员慎用**。

11. 升药性热，有**拔毒去腐**的功效。

12. 升药主治病证：**①痈疽溃后，脓出不畅。②痈疽溃烂，腐肉不去，新肉难生**。

13. 炉甘石性平，有**明目去翳，收湿生肌**的功效。

14. 炉甘石主治病证：**①目赤翳障，烂弦风眼。②疮疡溃烂不敛，湿疹湿疮**。

15. 儿茶性微寒，有**收湿敛疮，生肌止血，活血止痛，清肺化痰**的功效。

16. 儿茶主治病证：**①湿疮，湿疹，疮疡不敛。②吐血，衄血，外伤出血。③跌仆伤痛。④肺热咳嗽**。

17. 儿茶内服用量：煎汤，**1~3g**，布包；或入丸散。

18. 砒石性大热，有外用蚀疮去腐；内服**劫痰平喘，截疟**的功效。

19. 砒石主治病证：**①疮疡腐肉不脱，疥癣，瘰疬，牙疳。②寒痰哮喘。③疟疾**。

20. 砒石内服用量：入丸散，每次 **0.002~0.004g**。

21. 砒石使用注意事项：砒石有大毒，故外用不宜过量或长时间大面积涂敷；疮疡腐肉已净者忌用；头面及疮疡见血者忌用；内服**不能浸酒**，不可超量或持续使用；孕妇忌用。

22. 硼砂性凉，有**外用清热解毒，内服清肺化痰**的功效。

23. 硼砂主治病证：**①咽喉肿痛，口舌生疮，目赤翳障。②肺热痰咳**。

24. 大蒜性温，有**解毒，消肿，杀虫，止痢**的功效。

25. 大蒜主治病证：**①疮痈，疥癣。②肺痨，顿咳。③痢疾，泄泻。④钩虫病，蛲虫病**。

26. 大蒜使用注意事项：大蒜外敷能引赤发疱，故不可久敷；又性温辛辣，故**阴虚火旺及有目、口齿、喉舌诸疾者不宜服用**；孕妇不宜以其汁灌肠。

27. 猫爪草性温，有**化痰散结，解毒消肿**的功效。

28. 猫爪草主治病证：**①瘰疬结核。②疔疮肿毒，蛇虫咬伤**。

29. 毛茛性温，有**发泡止痛，攻毒杀虫**的功效。

30. 毛茛主治病证：**①风湿痹痛，外伤疼痛，头痛，胃脘痛。②痈肿疮毒，瘰疬。③疟疾，喘咳。④癣癞**。

中药学专业知识(二)

历年考题

【A型题】1. 既解毒消肿,又能开窍醒神的药是(　　)

A. 斑蝥　　　　　　　B. 升药

C. 砒石　　　　　　　D. 蟾酥

E. 安息香

【考点提示】D。蟾酥的功效是解毒消肿,止痛,开窍醒神。

【A型题】2. 马钱子的功效是(　　)

A. 祛风止痛　　　　　B. 破气止痛

C. 软坚散结　　　　　D. 化瘀散结

E. 消肿散结

【考点提示】E。马钱子的功效是散结消肿,通络止痛。

【A型题】3. 儿茶既可内服又可外用,主治广泛,但其不能主治的病证是(　　)

A. 疮疡不敛　　　　　B. 吐血衄血

C. 寒痰喘哮　　　　　D. 外伤出血

E. 湿疹湿疮

【考点提示】C。儿茶主治病证:①湿疮,湿疹,疮疡不敛。②吐血,衄血,外伤出血。③跌仆伤痛。④肺热咳嗽。

第二部分 常用中成药

第二十二章 内科常用中成药

第一节 解表剂

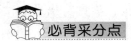
必背采分点

1. 辛温解表剂主要具有发汗解表、祛风散寒的作用，主治外感风寒所致的感冒，症见**恶寒发热、鼻塞、流清涕、头项强痛、肢体疼痛、舌淡苔白、脉浮**等。

2. 辛凉解表剂主要具有疏风解表、清热解毒的作用，主治外感风热或温病初起，症见**发热、头痛、微恶风寒、有汗或汗出不畅、口渴咽干、咳嗽、舌边尖红、苔薄黄、脉浮数**等。

3. 解表胜湿剂主要具有祛风解表、散寒除湿的作用，主治外感风寒夹湿所致的感冒，症见**恶寒、发热、头痛、头重、肢体酸痛，或伴见胸脘满闷，舌淡苔白或腻、脉浮**等。

4. 祛暑解表剂主要具有解表、化湿、和中的作用，主治**外感风寒、内伤湿滞或夏伤暑湿所致的感冒**，症见发热、头痛昏重、胸膈痞闷、脘腹胀痛、呕吐泄泻、舌淡苔腻、脉濡等。

5. 扶正解表剂主要具有**益气解表**的作用，主治体虚感冒，症见恶寒发热、头痛、鼻塞、咳嗽、倦怠无力、气短懒言、舌淡苔白、脉弱等。

6. 桂枝合剂有**解肌发表、调和营卫**的功能。

7. 桂枝合剂主治感冒风寒表虚证，症见**头痛发热、汗出恶风、鼻塞干呕**。

8. 表实感冒颗粒有**发汗解表、祛风散寒**的功能。

9. 表实感冒颗粒主治感冒风寒表实证，症见**恶寒重、发热轻、无汗、头项强痛、鼻流清涕、咳嗽、痰白稀**。

10. 感冒清热颗粒（口服液、胶囊）有**疏风散寒、解表清热**的功能。

11. 感冒清热颗粒（口服液、胶囊）主治**风寒感冒，头痛发热，恶寒身痛，鼻流清涕，咳嗽咽干**。

12. 感冒清热颗粒（口服液、胶囊）君药为**荆芥穗、防风**。

13. 感冒清热颗粒（口服液、胶囊）的注意事项有：服药期间忌食辛辣、生冷油腻食物。不宜在服药期间同时服用**滋补性中药**。糖尿病患者及有高血压、心脏病、肝病肾病等慢性病严重者应在医师指导下服用。儿童、孕妇、哺乳期妇女、年老体弱者应在医师指导下服用。

14. 正柴胡饮颗粒药物组成：**柴胡、防风、生姜、赤芍、陈皮、甘草**。

15. 正柴胡饮颗粒有**发散风寒、解热止痛**的功能。

16. 正柴胡饮颗粒主治外感风寒所致的感冒，症见**发热恶寒、无汗、头痛、鼻塞、喷嚏、咽痒咳嗽、四肢酸痛**；流感初起、轻度上呼吸道感染见上述证候者。

17. 正柴胡饮颗粒的注意事项：**风热感冒慎用**。服药期间，忌食辛辣、油腻食物。

18. 银翘解毒丸（颗粒、胶囊、软胶囊、片）有**疏风解表、清热解毒**的功能。

19. 银翘解毒丸（颗粒、胶囊、软胶囊、片）主治**风热感冒，症见发热、头痛、咳嗽、口干、咽喉疼痛**。

20. 桑菊感冒片（颗粒、丸、合剂）有**疏风清热、**

宣肺止咳的功能。

21. 桑菊感冒片（颗粒、丸、合剂）主治**风热感冒初起，头痛，咳嗽，口干，咽痛**。

22. 双黄连合剂（口服液、颗粒、胶囊、片）药物组成有：**金银花、黄芩、连翘**。

23. 双黄连合剂（口服液、颗粒、胶囊、片）主治外感风热所致的感冒，症见**发热、咳嗽、咽痛**。

24. 双黄连合剂（口服液、颗粒、胶囊、片）服用注意事项：风寒感冒慎用。服药期间，**忌服滋补性中药**，饮食宜清淡，忌食辛辣食物。

25. 羚羊感冒胶囊（片）有**清热解表**的功能。

26. 羚羊感冒胶囊（片）主治流行性感冒，症见**发热恶风、头痛头晕、咳嗽、胸闷、咽喉肿痛**。

27. 连花清瘟胶囊（颗粒）有**清瘟解毒、宣肺泄热**的功能。

28. 连花清瘟胶囊（颗粒）主治流行性感冒属热毒袭肺证，症见**发热、恶寒、肌肉酸痛、鼻塞流涕、咳嗽、头痛、咽干咽痛、舌偏红、苔黄或黄腻**。

29. 九味羌活丸（颗粒、口服液）有**疏风解表、散寒除湿**的功能。

30. 九味羌活丸（颗粒、口服液）主治外感风寒夹湿所致的感冒，症见**恶寒、发热、无汗、头重而痛、肢**

体酸痛。

31. 荆防颗粒（合剂）有**解表散寒、祛风胜湿**的功能。

32. 荆防颗粒（合剂）主治外感风寒夹湿所致的感冒，症见**头身疼痛、恶寒无汗、鼻塞流涕、咳嗽**。

33. 午时茶颗粒有**祛风解表、化湿和中**的功能。

34. 午时茶颗粒主治外感风寒、内伤食积证，症见**恶寒发热、头痛身楚、胸脘满闷、恶心呕吐、腹痛腹泻**。

35. 藿香正气水（滴丸、口服液、软胶囊）主治外感风寒，内伤湿滞或夏伤暑湿所致的感冒，症见**头痛昏重、胸膈痞闷、脘腹胀痛、呕吐泄泻**；也可用于胃肠型感冒见上述证候者。

36. 藿香正气水（滴丸、口服液、软胶囊）君药为**广藿香油**。

37. 保济丸（口服液）有**解表、祛湿、和中**的功能。

38. 保济丸（口服液）主治暑湿感冒，症见**发热头痛、腹痛腹泻、恶心呕吐、肠胃不适；亦可用于晕车、晕船**。

39. 参苏丸（胶囊）有**益气解表、疏风散寒、祛痰止咳**的功能。

40. 参苏丸（胶囊）主治身体虚弱，感受风寒所致的感冒，症见**恶寒发热、头痛鼻塞、咳嗽痰多、胸闷呕**

逆、乏力气短。

41. 参苏丸（胶囊）君药为**紫苏叶、党参**。

42. 参苏丸（胶囊）的注意事项：**风热感冒及孕妇慎用**。服药期间忌烟酒及辛辣、生冷、油腻食物。

历年考题

【A 型题】1. 某男，20 岁。夏初因气温突降，小雨不断，患流行性感冒 2 天。症见发热，恶寒，肌肉酸痛，鼻塞流涕，咳嗽，头痛，咽干咽痛，舌偏红，苔黄腻。证属热毒袭肺，宜选用的成药是（　　）

A. 荆防颗粒　　　　　B. 桂枝合剂
C. 双黄连颗粒　　　　D. 九味羌活颗粒
E. 连花清瘟胶囊

【考点提示】E。连花清瘟胶囊功能清瘟解毒，宣肺泄热。主治流行性感冒属热毒袭肺证，症见发热、恶寒、肌肉酸痛、鼻塞流涕、咳嗽、头痛、咽干咽痛、舌偏红、苔黄或黄腻。

【A 型题】2. 某女，55 岁。素体虚弱，近日因感受风寒而致恶寒发热、头痛鼻塞、咳嗽痰多、胸闷呕逆、乏力气短。宜选用的中成药是（　　）

A. 保济丸　　　　　　B. 荆防颗粒
C. 参苓白术颗粒　　　D. 参苏丸

E. 玉屏风颗粒

【考点提示】 D。参苏丸（胶囊）主治身体虚弱，感受风寒所致的感冒，症见恶寒发热、头痛鼻塞、咳嗽痰多、胸闷呕逆、乏力气短。

【B型题】（3~5题共用备选答案）

A. 解表散寒，祛风胜湿

B. 疏风散寒，解表清热

C. 疏风解表，清热解毒

D. 解肌发表，调和营卫

E. 疏风清热，宣肺止咳

3. 银翘解毒丸的功能是（　　）

4. 感冒清热颗粒的功能是（　　）

5. 荆防颗粒的功能是（　　）

【考点提示】 C、B、A。银翘解毒丸有疏风解表、清热解毒的功能。感冒清热颗粒有疏风散寒、解表清热的功能。荆防颗粒有解表散寒、祛风胜湿的功能。

【X型题】 6. 藿香正气水的功能有（　　）

A. 解表化湿　　　　　　B. 疏散风湿

C. 祛风湿热　　　　　　D. 温中止呕

E. 理气和中

【考点提示】 AE。藿香正气水的功能是解表化湿，理气和中。

第二节 祛暑剂

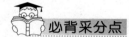

1. 祛暑除湿剂主要具有清暑、利湿的作用，主治**暑邪夹湿所致的暑湿**，症见身热肢酸、口渴、胸闷腹胀、咽痛、尿赤或身目发黄、舌淡苔黄腻或厚腻、脉濡数或脉滑数等。

2. 祛暑避秽剂主要具有**清暑、辟瘟解毒**的作用，主治感受暑热秽浊之邪，气机闭塞，升降失常所致的脘腹胀痛、胸闷、恶心、呕吐或暴泻，甚则神昏督闷，舌红苔黄腻、脉濡数或滑数等。

3. 祛暑和中剂主要具有清暑、化湿和中的作用，主治**内伤湿滞，复感外寒所致的感冒**，症见腹泻、腹痛、胸闷、恶心呕吐、不思饮食、恶寒发热、头痛、舌淡苔腻、脉濡数。

4. 清暑益气剂主要具有**清暑、益气、生津**的作用，主治感受暑湿，暑热伤气所致的中暑发热，气津两伤，症见头晕、身热、微恶风、汗出不畅、头昏重胀痛、四肢倦怠、自汗、心烦、咽干、口渴、口中黏腻、胸闷、小便短赤、舌苔薄白微黄、脉虚数。

5. 六一散药物组成为**滑石粉、甘草**。

6. 六一散主治感受暑湿所致的**发热、身倦、口渴、泄泻、小便黄少**；外用治痱子。

7. 甘露消毒丸有**芳香化湿、清热解毒**的功能。

8. 甘露消毒丸主治暑湿蕴结所致的**身热肢酸、胸闷腹胀、尿赤黄疸**。

9. 紫金锭（散）有**辟瘟解毒、消肿止痛**的功能。

10. 紫金锭（散）主治**中暑，脘腹胀痛，恶心呕吐，痢疾泄泻，小儿痰厥；外治疔疮疖肿，痄腮，丹毒，喉风**。

11. 紫金锭（散）君药为**人工麝香**。

12. 六合定中丸有**祛暑除湿、和中消食**的功能。

13. 六合定中丸主治**夏伤暑湿，宿食停滞，寒热头痛，胸闷恶心，吐泻腹痛**。

14. 十滴水（软胶囊）有**健胃、祛暑**的功能。

15. 十滴水（软胶囊）主治中暑，症见**头晕、恶心、腹痛、胃肠不适**。

16. 十滴水（软胶囊）君药为**樟脑**。

17. 十滴水（软胶囊）服用注意事项：孕妇禁用；**驾驶员及高空作业者慎用**；服药期间忌食辛辣、油腻食物。

18. 清暑益气丸有**祛暑利湿、补气生津**的功能。

中药学专业知识（二）

19. 清暑益气丸主治中暑受热，气津两伤，症见<u>头晕身热、四肢倦怠、自汗心烦、咽干口渴</u>。

历年考题

【A型题】1. 六一散的功效是（　　）

A. 芳香化湿　　　　　B. 和中消食

C. 清暑利湿　　　　　D. 辟瘟解毒

E. 健脾，祛暑

【考点提示】C。六一散的功效是清暑利湿。

【A型题】2. 某男，35岁，体胖。长夏酷暑突患热病，症见身热肢酸、胸闷腹胀、尿赤黄疸，舌红苔黄腻。治当芳香化湿，清热解毒，宜选用的中成药是（　　）

A. 紫金锭　　　　　　B. 六一散

C. 保济丸　　　　　　D. 甘露消毒丸

E. 六合定中丸

【考点提示】D。甘露消毒丸具有芳香化湿、清热解毒的功能，主治暑湿蕴结，身热肢酸、胸闷腹胀、尿赤黄疸。

【A型题】3. 某女，70岁。夏日中暑，症见头晕身热、四肢倦怠、自汗心烦、咽干口渴，宜选用的中成药是（　　）

A. 六合定中丸　　　　B. 清暑益气丸

C. 紫金锭　　　　　　D. 十滴水

E. 六一散

【考点提示】B。清暑益气剂主要具有清暑、益气、生津的作用，主治感受暑湿，暑热伤气所致的中暑发热，气津两伤，症见头晕、身热、微恶风、汗出不畅、头昏重胀痛、四肢倦怠、自汗、心烦、咽干、口渴、口中黏腻、胸闷、小便短赤、舌苔薄白微黄、脉虚数。

第三节　表里双解剂

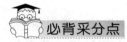

1. 解表清里剂主要具有发散表邪、清除里热之功，适用于**外感表证未解；又见里热**，症见恶寒发热、咳嗽、痰黄、头痛、口渴、舌红苔黄或黄白苔相兼、脉浮滑或浮数；或身热、泄泻腹痛、便黄而黏、肛门灼热、苔黄脉数等。

2. 解表攻里剂主要具有疏风解表、泻热通便之功，适用于**表热里实**，症见恶寒壮热、头痛咽干、小便短赤、大便秘结、舌红苔黄厚、脉浮紧或弦数。

3. 葛根芩连丸（微丸、片）药物组成：**葛根、黄芩、黄连、炙甘草**。

中药学专业知识（二）

4. 葛根芩连丸（微丸、片）有**解肌透表、清热解毒、利湿止泻**的功能。

5. 葛根芩连丸（微丸、片）主治湿热蕴结所致的**泄泻腹痛、便黄而黏、肛门灼热**；以及风热感冒所致的发热恶风、头痛身痛。

6. 双清口服液有**疏透表邪、清热解毒**的功能。

7. 双清口服液主治风温肺热，卫气同病，症见**发热、微恶风寒、咳嗽、痰黄、头痛、口渴、舌红苔黄或黄白苔相兼，脉浮滑或浮数**；急性支气管炎见上述证候者。

8. 防风通圣丸（颗粒）有**解表通里、清热解毒**的功能。

9. 防风通圣丸（颗粒）主治**外寒内热，表里俱实，恶寒壮热，头痛咽干，小便短赤，大便秘结，疮疡初起，风疹湿疮**。

历年考题

【A型题】某女，16岁。春3月突患热病，症见发热、微恶风寒、咳嗽、痰黄、头痛、口渴，舌红苔黄，证属风温肺热、卫气同病，宜选用的中成药是（ ）

A. 葛根芩连丸　　　　　B. 荆防颗粒

C. 双清口服液　　　　　D. 连花清瘟胶囊

E. 九味羌活口服液

【考点提示】 C。双清口服液主治风温肺热,卫气同病,症见发热、微恶风寒、咳嗽、痰黄、头痛、口渴、舌红苔黄或黄白苔相兼,脉浮滑或浮数。

第四节 泻下剂

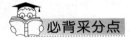

必背采分点

1. 寒下通便剂主要具有**泻下、清热**的作用,主治邪热蕴结于肠胃所致的大便秘结,症见大便秘结、腹痛拒按、腹胀纳呆、口干口苦、牙龈肿痛、小便短赤、舌红苔黄、脉弦滑数等。

2. 润肠通便剂主要具有润肠通便的作用,主治**肠燥津亏或年老体虚所致的大便秘结**,症见大便干结难下,兼见口渴咽干、口唇干燥、身热、心烦、腹胀满、小便短赤,或兼见面色㿠白、周身倦怠、舌红苔黄,或舌红少津,或舌淡苔少、脉滑数或细数。

3. 峻下通便剂主要具有攻逐水饮的作用,主治**肺、脾、肾等功能失调**,水液代谢失常所致的水饮壅盛于里之实证,症见蓄水腹胀、四肢浮肿、胸腹胀满、饮停喘急、大便秘结、小便短少、舌淡红或边红、苔白滑或黄腻、脉沉数或滑数。

4. 通腑降浊剂主要具有通腑降浊、活血化瘀的作用，主治脾肾亏损，湿浊内停，瘀血阻滞所致的**少气乏力、腰膝酸软、恶心呕吐、肢体浮肿、面色萎黄、舌淡苔腻、脉弱或弦**。

5. 通便宁片药物组成：**番泻叶干膏粉、牵牛子、砂仁、白豆蔻**。

6. 通便宁片主治肠胃实热积滞所致的便秘，症见**大便秘结、腹痛拒按、腹胀纳呆、口干苦、小便短赤、舌红苔黄、脉弦滑数**。

7. 当归龙荟丸有**泻火通便**的功能。

8. 当归龙荟丸主治肝胆火旺所致的**心烦不宁、头晕目眩、耳鸣耳聋、胁肋疼痛、脘腹胀痛、大便秘结**。

9. 九制大黄丸有**泻下导滞**的功能。

10. 九制大黄丸主治**胃肠积滞所致的便秘、湿热下痢、口渴不休、停食停水、胸热心烦、小便赤黄**。

11. 麻仁胶囊（软胶囊、丸）有**润肠通便**的功能。

12. 麻仁胶囊（软胶囊、丸）主治肠热津亏所致的便秘，症见**大便干结难下、腹部胀满不舒**；习惯性便秘见上述证候者。

13. 增液口服液药物组成：**玄参、生地黄、山麦冬**。

14. 增液口服液君药为**玄参**。

15. 通便灵胶囊药物组成：**番泻叶、当归、肉苁蓉**。

16. 通便灵胶囊有**泻热导滞，润肠通便**的功能。

17. 通便灵胶囊主治**热结便秘，长期卧床便秘，一时性腹胀便秘，老年习惯性便秘**。

18. 通便灵胶囊君药为**番泻叶**。

19. 苁蓉通便口服液药物组成：**何首乌、肉苁蓉、枳实（麸炒）、蜂蜜**。

20. 苁蓉通便口服液君药为**何首乌**。

21. 舟车丸有**行气逐水**的功能。

22. 舟车丸主治水停气滞所致的水肿，症见**蓄水腹胀、四肢浮肿、胸腹胀满、停饮喘急、大便秘结、小便短少**。

23. 舟车丸服用注意事项：孕妇及水肿属阴水者禁用。所含甘遂、大戟、芫花及轻粉均有毒，故不可过量、久服。服药期间**饮食宜清淡、低盐**。服药应从小剂量开始，逐渐加量。

24. 尿毒清颗粒有**通腑降浊，健脾利湿，活血化瘀**的功能。

25. 尿毒清颗粒主治脾肾亏损，湿浊内停，瘀血阻滞所致的**少气乏力、腰膝酸软、恶心呕吐、肢体浮肿、面色萎黄**；以及慢性肾功能衰竭（氮质血症期或尿毒症早期）见上述证候者。

中药学专业知识（二）

历年考题

【A 型题】1. 某男，30 岁，高热后大便秘结，兼见口渴咽干、口唇干裂，舌红少津，宜选用的成药是（　　）

　　A. 舟车丸　　　　　　B. 增液口服液
　　C. 当归龙荟丸　　　　D. 九制大黄丸
　　E. 通便灵胶囊

【考点提示】B。增液口服液主治高热后，阴津亏损所致的便秘，症见大便秘结，兼见口渴咽干、口唇干燥、小便短赤、舌红少津。

【A 型题】2. 某男，70 岁。患便秘 20 年，刻下大便秘结，腹痛拒按，腹胀纳呆，口干苦，小便短赤，舌红苔黄，脉滑数。证属胃肠实热积滞，治当宽中理气、泻下通便，宜选用的成药是（　　）

　　A. 舟车丸　　　　　　B. 通便宁片
　　C. 通便灵胶囊　　　　D. 九制大黄丸
　　E. 增液口服液

【考点提示】B。通便宁片功能：宽中理气，泻下通便。

【X 型题】3. 苁蓉通便口服液的功能有（　　）

　　A. 滋阴补肾　　　　　B. 润肠通便
　　C. 清热通便　　　　　D. 养阴清热
　　E. 活血润燥

【考点提示】 AB。苁蓉通便口服液的功能是滋阴补肾，润肠通便。

第五节　清热剂

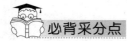必背采分点

1. 龙胆泻肝丸（颗粒、口服液）有<u>**清肝胆，利湿热**</u>的功能。

2. 黄连上清丸（颗粒、胶囊、片）有<u>**散风清热，泻火止痛**</u>的功能。

3. 黄连上清丸（颗粒、胶囊、片）主治风热上攻、肺胃热盛所致的<u>**头晕目眩、暴发火眼、牙齿疼痛、口舌生疮、咽喉肿痛、耳痛耳鸣、大便秘结、小便短赤**</u>。

4. 一清颗粒（胶囊）药物组成有：<u>**大黄、黄芩、黄连**</u>。

5. 一清颗粒（胶囊）有<u>**清热泻火解毒，化瘀凉血止血**</u>的功能。

6. 一清颗粒（胶囊）主治火毒血热所致的<u>**身热烦躁、目赤口疮、咽喉及牙龈肿痛、大便秘结、吐血、咯血、衄血、痔血**</u>；咽炎、扁桃体炎、牙龈炎见上述证候者。

7. 一清颗粒（胶囊）君药为**大黄**。

8. 黛蛤散有**清肝利肺，降逆除烦**的功能。

9. 黛蛤散主治肝火犯肺所致的**头晕耳鸣、咳嗽吐衄、痰多黄稠、咽膈不利、口渴心烦**。

10. 牛黄上清丸（胶囊、片）有**清热泻火，散风止痛**的功能。

11. 牛黄上清丸（胶囊、片）主治热毒内盛、风火上攻所致的**头痛眩晕、目赤耳鸣、咽喉肿痛、口舌生疮、牙龈肿痛、大便燥结**。

12. 牛黄上清丸（胶囊、片）君药为**人工牛黄**。

13. 牛黄上清丸（胶囊、片）服用注意事项有：**阴虚火旺所致的头痛、眩晕、牙痛、咽痛忌用**。孕妇、哺乳期妇女慎用。脾胃虚寒者慎用。不可过量或久用。

14. 清胃黄连丸（片）有**清胃泻火，解毒消肿**的功能。

15. 牛黄解毒丸（胶囊、软胶囊、片）有**清热解毒**的功能。

16. 牛黄解毒丸（胶囊、软胶囊、片）主治火热内盛所致的**咽喉肿痛、牙龈肿痛、口舌生疮、目赤肿痛**。

17. 牛黄解毒丸（胶囊、软胶囊、片）君药为**人工牛黄**。

18. 牛黄解毒丸（胶囊、软胶囊、片）服用注意事项有：孕妇禁用。**虚火上炎所致的口疮、牙痛、喉痹慎服**。脾胃虚弱者慎用。因其含有雄黄，故不宜过量、久服。

19. 牛黄至宝丸的药物组成是：**人工牛黄、大黄、芒硝、冰片、石膏、栀子、连翘、青蒿、木香、广藿香、陈皮、雄黄**。

20. 牛黄至宝丸有**清热解毒，泻火通便**的功能。

21. 牛黄至宝丸主治胃肠积热所致的**头痛眩晕、目赤耳鸣、口燥咽干、大便燥结**。

22. 牛黄至宝丸君药为**人工牛黄**。

23. 牛黄至宝丸的注意事项：①孕妇禁用。②**冷秘者慎用**。③不宜久服。④服药期间，忌食辛辣香燥刺激性食物。

24. 新雪颗粒的药物组成：**南寒水石、滑石、石膏、人工牛黄、栀子、竹心、广升麻、穿心莲、珍珠层粉、磁石、沉香、芒硝、硝石、冰片**。

25. 新雪颗粒有**清热解毒**功能。

26. 新雪颗粒主治外感热病，热毒壅盛证，症见**高热、烦躁；扁桃体炎、上呼吸道感染、气管炎、感冒见上述证候者**。

27. 新雪颗粒的注意事项：①孕妇禁用。②**外感风寒证慎用**。

28. 芩连片有**清热解毒，消肿止痛**的功能。

29. 芩连片主治**脏腑蕴热，头痛目赤，口鼻生疮，热痢腹痛，湿热带下，疮疖肿痛**。

30. 芩连片的注意事项：**孕妇、中焦虚寒、阴虚及素体虚弱者慎用**。

31. 导赤丸有**清热泻火，利尿通便**的功能。

32. 导赤丸主治火热内盛所致的**口舌生疮、咽喉疼痛、心胸烦热、小便短赤、大便秘结**。

33. 导赤丸的用法用量：口服。**水蜜丸1次2g，大蜜丸1次1丸**，1日2次；周岁以内小儿酌减。

34. 导赤丸的注意事项：孕妇禁用。**脾虚便溏及体弱年迈者慎用**。服药期间，忌食辛辣、油腻食物。治疗口腔炎、口腔溃疡时，可配合使用外用药。

35. 板蓝根颗粒（茶、糖浆）有**清热解毒，凉血利咽**的功能。

36. 板蓝根颗粒（茶、糖浆）主治肺胃热盛所致的**咽喉肿痛、口咽干燥、腮部肿胀**；急性扁桃体炎、腮腺炎见上述证候者。

37. 清热解毒口服液、片有**清热解毒**的功能。

38. 清热解毒口服液、片主治热毒壅盛所致的**发热面赤、烦躁口渴、咽喉肿痛**；流感、上呼吸道感染见上述证候者。

39. 清热解毒口服液君药为**金银花、连翘**。

40. 抗癌平丸有**清热解毒、散瘀止痛**的功能。

41. 抗癌平丸主治热毒瘀血壅滞所致的**胃癌、食道癌、贲门癌、直肠癌**等消化道肿瘤。

42. 抗癌平丸君药为**半枝莲**。

43. 西黄丸有**清热解毒，消肿散结**的功能。

44. 西黄丸主治热毒壅结所致的**痈疽疔毒、瘰疬、流注、癌肿**。

45. 西黄丸君药为**牛黄**。

历年考题

【A型题】1. 某男，45岁。平日喜食辛辣，近日突发头痛眩晕，目赤耳鸣，口燥咽干，大便燥结。证属胃肠积热，治当清热解毒、泻火通便，宜选用的成药是（　　）

A. 芩连片　　　　　B. 黛蛤散
C. 西黄丸　　　　　D. 清开灵片
E. 牛黄至宝丸

【考点提示】E。牛黄至宝丸功能：清热解毒，泻火通便。主治：胃肠积热所致的头痛眩晕、目赤耳鸣、口燥咽干、大便燥结。

【A型题】2. 某男，45岁。平日喜食辛辣，脾气暴躁。近日突发头晕耳鸣，咳嗽吐衄，痰多黄稠，咽膈不利，口渴心烦，证属肝火犯肺，宜选用的中成药

是（　　）

　　A. 导赤丸　　　　　　B. 芩连片
　　C. 黛蛤散　　　　　　D. 西黄丸
　　E. 新雪颗粒

【考点提示】C。黛蛤散有清肝利肺、降逆除烦的功能，主治肝火犯肺所致的头晕耳鸣、咳嗽吐衄、痰多黄稠、咽膈不利、口渴心烦。

【B型题】（3~5题共用备选答案）

　　A. 黛蛤散　　　　　　B. 新雪颗粒
　　C. 牛黄至宝丸　　　　D. 防风通圣丸
　　E. 清胃黄连片

3. 某男，19岁，感冒五天，服羚羊感冒片不见缓解。症见恶寒壮热，头痛咽干，小便短赤，大便秘结。证属外寒内热、表里俱实，宜选用的成药是（　　）

4. 某男，24岁，牙龈肿痛三天，兼见口舌生疮，咽喉肿痛。证属肺胃火盛，宜选用的成药是（　　）

5. 某女，55岁，头痛眩晕一周，兼见目赤耳鸣，口燥咽干，大便燥结。证属胃肠积热，宜选用的成药是（　　）

【考点提示】D、E、C。防风通圣丸的功能是解表通里，清热解毒；主治外寒内热，表里俱实，恶寒壮热，头痛咽干，小便短赤，大便秘结，瘰疬初起，风疹湿疮。清胃黄连片的功能是清胃泻火,解毒消肿;主治肺胃火盛所致的口舌生疮,齿龈、咽喉肿痛。牛黄至宝丸的功能是清热解毒,泻火通便;主治胃肠积热所致的头痛眩晕、目赤耳鸣、口燥咽干、大便燥结。

【B型题】(6~7题共用备选答案)

A. 芩连片 B. 黛蛤散
C. 清胃黄连丸 D. 新雪颗粒
E. 一清颗粒

6. 某男,58岁。平日喜饮酒食辛辣,近日身热烦躁、目赤口疮、牙龈肿痛、大便秘结、痔血,宜选用的中成药是(　　)

7. 某女,25岁,素体强壮。六月份突患上呼吸道感染,症见高热、烦躁。医师诊断为外感热病,热毒壅盛证,宜选用的中成药是(　　)

【考点提示】E、D。一清颗粒(胶囊)主治火毒血热所致的身热烦躁、目赤口疮、咽喉及牙龈肿痛、大便秘结、吐血、咯血、衄血、痔血;咽炎、扁桃体炎、牙龈炎见上述证候者。新雪颗粒主治外感热病,热毒壅盛证,症见高热、烦躁;扁桃体炎、上呼吸道感染、气管炎、感冒见上述证候者。

【B型题】(8~10题共用备选答案)

A. 某男,34岁。因胃肠积热而头痛眩晕、目赤

耳鸣、口燥咽干、大便燥结

B. 某男，42岁。因风热上攻、肺胃热盛而头晕目眩、牙齿疼痛、口舌生疮、大便秘结、小便短赤

C. 某男，50岁。因肝胆湿热而头晕目赤、耳鸣耳聋、胁痛口苦、尿赤涩痛

D. 某女，37岁。因火毒血热而身热烦躁、目赤口疮、牙龈肿痛、吐血、咯血、大便秘结

E. 某女，25岁。因火热内盛而咽喉肿痛、牙龈肿痛、口舌生疮、目赤肿痛

8. 宜选用黄连上清丸的是（　　）
9. 宜选用龙胆泻肝丸的是（　　）
10. 宜选用牛黄解毒丸的是（　　）

【考点提示】B、C、E。黄连上清丸（颗粒、胶囊、片）主治风热上攻、肺胃热盛所致的头晕目眩、暴发火眼、牙齿疼痛、口舌生疮、咽喉肿痛、耳痛耳鸣、大便秘结、小便短赤。龙胆泻肝丸（颗粒、口服液）主治肝胆湿热所致的头晕目赤、耳鸣耳聋、耳肿疼痛、胁痛口苦、尿赤涩痛、湿热带下。牛黄解毒丸（胶囊、软胶囊、片）主治火热内盛所致的咽喉肿痛、牙龈肿痛、口舌生疮、目赤肿痛。

第六节　温里剂

必背采分点

1. 温中散寒剂主要具有**温中散寒、健脾益气、温胃理气、温中和胃**等作用，主治脾胃虚寒所致的腹痛、呕吐，症见脘胀冷痛、肢体倦怠、手足不温，或腹痛、下利、恶心呕吐、舌苔白滑、脉沉细或沉迟等。

2. 回阳救逆剂主要具有回阳救急等作用，主治**阳气衰微、阴寒内盛所致的厥脱**，症见四肢厥逆、精神萎靡、大汗淋漓、恶寒蜷卧、下利清谷、脉微细或脉微欲绝等。

3. 理中丸（党参理中丸）药物组成有：**炮姜、党参、土白术、甘草（炙）**。

4. 理中丸（党参理中丸）有**温中散寒，健胃**的功能。

5. 理中丸（党参理中丸）主治**脾胃虚寒，呕吐泄泻，胸满腹痛，消化不良**。

6. 理中丸（党参理中丸）君药为**炮姜**。

7. 小建中合剂有**温中补虚，缓急止痛**的功能。

8. 小建中合剂君药为**饴糖**。

9. 良附丸药物组成有：**高良姜、香附（醋制）**。

10. 良附丸有**温胃理气**的功能。

11. 良附丸主治寒凝气滞，脘痛吐酸，胸腹胀满。

12. 良附丸君药为高良姜。

13. 香砂养胃颗粒（丸）有温中和胃的功能。

14. 香砂养胃颗粒（丸）主治胃阳不足、湿阻气滞所致的胃痛、痞满，症见胃痛隐隐、脘闷不舒、呕吐酸水、嘈杂不适、不思饮食、四肢倦怠。

15. 附子理中丸有温中健脾的功能。

16. 附子理中丸主治脾胃虚寒所致的脘腹冷痛、呕吐泄泻、手足不温。

17. 香砂平胃丸（颗粒）有理气化湿，和胃止痛的功能。

18. 香砂平胃丸（颗粒）主治湿浊中阻、脾胃不和所致的胃脘疼痛、胸膈满闷、恶心呕吐、纳呆食少。

19. 香砂平胃丸（颗粒）君药为苍术。

20. 四逆汤药物组成：淡附片、干姜、甘草（炙）。

21. 四逆汤有温中祛寒，回阳救逆的功能。

22. 四逆汤主治阳虚欲脱，冷汗自出，四肢厥逆，下利清谷，脉微欲绝。

23. 四逆汤君药为淡附片。

历年考题

【A 型题】1. 某女，63 岁，患胃病多年，症见脘腹

疼痛，喜温喜按，嘈杂吞酸，食少，证属脾胃虚寒，宜选用的成药是（　　）

　　A. 良附丸　　　　　　B. 香砂养胃丸
　　C. 香砂平胃丸　　　　D. 附子理中丸
　　E. 小建中合剂

【考点提示】 E。小建中合剂主治脾胃虚寒所致的脘腹疼痛、喜温喜按、嘈杂吞酸、食少；胃及十二指肠溃疡见上述证候者。

【A型题】 2. 某女，54岁，体胖少动，因深秋时节，阴雨连绵，突发胃脘疼痛，胸膈满闷，恶心呕吐，纳呆食少，舌苔白腻，脉滑。证属湿浊中阻，脾胃不和，宜选用的成药是（　　）

　　A. 良附丸　　　　　　B. 四逆汤
　　C. 香砂平胃丸　　　　D. 小建中合剂
　　E. 附子理中丸

【考点提示】 C。香砂平胃丸【功能】理气化湿，和胃止痛。【主治】湿浊中阻、肠胃不和所致的胃脘疼痛、胸膈满闷、恶心呕吐、纳呆食少。

【A型题】 3. 理中丸是临床常用的中成药，其处方的君药是（　　）

　　A. 党参　　　　　　　B. 炮姜
　　C. 饴糖　　　　　　　D. 土炒白术

E. 炙甘草

【考点提示】B。理中丸处方中的君药是炮姜。

【A 型题】4. 四逆汤的组成是（　　）

A. 淡附片、生姜、甘草（炙）

B. 淡附片、干姜、甘草（炙）

C. 淡附片、炮姜、甘草（炙）

D. 柴胡、白芍、枳壳、甘草

E. 柴胡、赤芍、枳实、甘草

【考点提示】B。四逆汤的药物组成有：淡附片、干姜、甘草（炙）。

第七节　祛痰剂

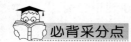

必背采分点

1. 燥湿化痰剂主要具有**祛湿化痰、行气健脾**等作用，主治痰浊阻肺所致的咳嗽，症见咳嗽、痰多易咳、痰黏稠色白、胸脘满闷、舌苔白腻、脉滑。

2. 清化热痰剂主要具有清泄肺热、化痰止咳的作用，**主治痰热阻肺所致的咳嗽**，症见咳嗽、痰稠色黄、咳之不爽、胸膈痞闷、咽干口渴、舌苔黄腻、脉滑数。

3. 化痰息风剂主要具有平肝息风、化痰止咳的作用，主治**肝风内动、风痰上扰所致**眩晕头痛，甚者昏厥不语，或发癫痫，舌苔白腻、脉弦滑。

4. 化痰散结剂主要具有化痰软坚散结等作用，主治**痰火互结所致的瘰疬、瘿瘤**。

5. 二陈丸有**燥湿化痰，理气和胃**的功能。

6. 二陈丸主治痰湿停滞导致的**咳嗽痰多、胸脘胀闷、恶心呕吐**。

7. 二陈丸君药为**制半夏**。

8. 橘贝半夏颗粒有**化痰止咳，宽中下气**的功能。

9. 礞石滚痰丸药物组成：**金礞石（煅）、黄芩、熟大黄、沉香**。

10. 礞石滚痰丸有**逐痰降火**的功能。

11. 礞石滚痰丸主治痰火扰心所致的**癫狂惊悸，或喘咳痰稠、大便秘结**。

12. 清气化痰丸有**清肺化痰**的功能。

13. 清气化痰丸主治痰热阻肺所致的**咳嗽痰多、痰黄黏稠、胸腹满闷**。

14. 清气化痰丸君药为**胆南星**。

15. 复方鲜竹沥液有**清热化痰，止咳**的功能。

16. 复方鲜竹沥液主治**痰热咳嗽，痰黄黏稠**。

17. 半夏天麻丸有**健脾祛湿，化痰息风**的功能。

18. 半夏天麻丸主治脾虚湿盛、痰浊内阻所致的**眩**

晕、头痛、**如蒙如裹、胸脘满闷**。

19. 消瘿丸有**散结消瘿**的功能。

20. 消瘿丸主治痰火郁结所致的**瘿瘤初起**;单纯型地方性甲状腺肿见上述证候者。

21. 消瘿丸君药为**昆布、海藻**。

历年考题

【A 型题】1. 二陈丸的药物组成是(　　)
A. 陈皮、半夏、茯神、甘草
B. 陈皮、厚朴、茯苓、甘草
C. 陈皮、半夏、苦杏仁、甘草
D. 陈皮、半夏、茯苓、甘草
E. 化橘红、半夏、茯苓、甘草

【考点提示】D。二陈丸的药物组成是半夏(制)、陈皮、茯苓、甘草。

【B 型题】(2~4 题共用备选答案)
A. 蛤蚧定喘丸　　　　B. 通宣理肺丸
C. 二母宁嗽丸　　　　D. 人参保肺丸
E. 礞石滚痰丸

2. 某男,32 岁。因痰火扰心导致癫狂惊悸,喘咳痰稠,大便秘结。治当逐痰降火,宜选用的成药是(　　)

3. 某女,50 岁。因燥热蕴肺导致咳嗽日久不愈,

痰黄而黏不易咳出，胸闷气促，久咳不止，声哑喉痛。治当清肺润燥、化痰止咳，宜选用的成药是（　　）

4. 某男，78岁。因肺肾两虚、阴虚肺热导致虚劳久咳，时而哮喘，气短烦热，胸满郁闷，自汗盗汗。治当滋阴清肺、止咳平喘，宜选用的成药是（　　）

【考点提示】E、C、A。礞石滚痰丸【功能】逐痰降火。【主治】痰火扰心所致的癫狂惊悸，或喘咳痰稠，大便秘结。二母宁嗽丸【功能】清肺润燥，化痰止咳。【主治】燥热蕴肺所致的咳嗽，症见痰黄而黏不易咳出，胸闷气促，声哑喉痛。蛤蚧定喘丸【功能】滋阴清肺，止咳平喘。【主治】肺肾两虚、阴虚肺热所致的虚劳久咳、年老哮喘、气短烦热、胸闷郁闷、自汗盗汗。

【B型题】（5~7题共用备选答案）

A. 解表散寒，宣肺止嗽

B. 健脾祛湿，化痰息风

C. 宣肺散寒，止咳祛痰

D. 清肺化痰，润肺止咳

E. 燥湿化痰，理气和胃

5. 半夏天麻丸的功能是（　　）

6. 杏苏止咳颗粒的功能是（　　）

7. 二陈丸的功能是（　　）

【考点提示】B、C、E。半夏天麻丸有健脾祛湿、化痰息风的功能。杏苏止咳颗粒（糖浆、口服液）有宣肺散寒、止咳祛痰的功能。二陈丸有燥湿化痰、理气和胃的功能。

第八节　止咳平喘剂

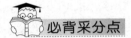

1. 散寒止咳剂主要具有温肺散寒、止咳化痰等作用，**主治风寒束肺、肺失宣降所致的咳嗽**，症见咳嗽、身重、鼻塞、咳痰清稀量多、气急、胸膈满闷等。

2. 清肺止咳剂主要具有清泄肺热、止咳化痰等作用，**主治痰热阻肺所致的咳嗽**，症见咳嗽、痰多黄稠、胸闷等。

3. 润肺止咳剂主要具有润肺、止咳等作用，主治**燥邪犯肺或阴虚生燥所致的咳嗽**，症见咳嗽、痰少、不易咯出，或痰中带血、胸闷等。

4. 发表化饮平喘剂主要具有解表化饮、止咳平喘等作用，**主治外感表邪、痰饮阻肺所致的咳嗽、喘证**，症见恶寒发热、喘咳痰稀等。

5. 泄热平喘剂主要具有清肺泄热、降逆平喘等作用，**主治肺热喘息**，症见发热、咳嗽、气喘、咯痰黄稠等。

6. 化痰平喘剂主要具有化痰、平喘等作用,主治**痰浊阻肺所致的喘促**,症见喘促、痰涎壅盛、气逆、胸闷等。

7. 补肺平喘剂主要具有补益肺气、敛肺平喘等作用,主治**肺虚所致的喘促**,症见喘促、气短、语声低微、自汗、神疲乏力等。

8. 纳气平喘剂主要具有补肾纳气、固本平喘等作用,主治**肾不纳气所致的喘促**,症见喘促日久、气短、动则喘甚、呼多吸少、喘声低弱、气不得续、汗出肢冷、浮肿等。

9. 通宣理肺丸(胶囊、口服液、片、颗粒、膏)有**解表散寒,宣肺止咳**的功能。

10. 通宣理肺丸(胶囊、口服液、片、颗粒、膏)主治风寒束表、肺气不宣所致的感冒咳嗽,症见**发热、恶寒、咳嗽、鼻塞流涕、头痛、无汗、肢体酸痛**。

11. 通宣理肺丸(胶囊、口服液、片、颗粒、膏)君药为**紫苏叶、麻黄**。

12. 杏苏止咳颗粒(糖浆、口服液)有**宣肺散寒,止咳祛痰**的功能。

13. 杏苏止咳颗粒(糖浆、口服液)主治**风寒感冒咳嗽、气逆**。

14. 清肺抑火丸有**清肺止咳,化痰通便**的功能。

15. 清肺抑火丸主治痰热阻肺所致的**咳嗽、痰黄黏**

稠、口干咽痛、大便干燥。

16. 清肺抑火丸君药为**黄芩**。

17. 蛇胆川贝散（胶囊、软胶囊）药物组成有：**蛇胆汁、川贝母**。

18. 蛇胆川贝散（胶囊、软胶囊）有**清肺，止咳，祛痰**的功能。

19. 蛇胆川贝散（胶囊、软胶囊）主治**肺热咳嗽，痰多**。

20. 橘红丸（片、颗粒、胶囊）有**清肺，化痰，止咳**的功能。

21. 橘红丸（片、颗粒、胶囊）主治**痰热咳嗽，痰多，色黄黏稠，胸闷口干**。

22. 急支糖浆有**清热化痰，宣肺止咳**的功能。

23. 急支糖浆君药为**鱼腥草**。

24. 强力枇杷露（胶囊）主治痰热伤肺所致的**咳嗽经久不愈、痰少而黄或干咳无痰；急、慢性支气管炎见上述证候者**。

25. 川贝止咳露有**止嗽祛痰**的功能。

26. 川贝止咳露主治**风热咳嗽，痰多上气或燥咳**。

27. 养阴清肺膏（糖浆、口服液、丸）有**养阴润燥，清肺利咽**的功能。

28. 养阴清肺膏（糖浆、口服液、丸）主治**阴虚燥**

咳，咽喉干痛，干咳少痰，或痰中带血。

29. 养阴清肺膏（糖浆、口服液、丸）君药为**地黄**。

30. 二母宁嗽丸主治燥热蕴肺所致的咳嗽，症见**痰黄而黏不易咳出、胸闷气促、久咳不止、声哑喉痛**。

31. 二母宁嗽丸君药为**知母、川贝母**。

32. 蜜炼川贝枇杷膏有**清热润肺，化痰止咳**的功能。

33. 蜜炼川贝枇杷膏主治**肺燥咳嗽，痰黄而黏，胸闷，咽喉疼痛或痒，声音嘶哑**。

34. 小青龙胶囊（合剂、颗粒、糖浆）有**解表化饮，止咳平喘**的功能。

35. 小青龙胶囊（合剂、颗粒、糖浆）主治**风寒水饮，恶寒发热、无汗、喘咳痰稀**。

36. 小青龙胶囊（合剂、颗粒、糖浆）君药为**麻黄、桂枝**。

37. 桂龙咳喘宁胶囊有**止咳化痰，降气平喘**的功能。

38. 桂龙咳喘宁胶囊主治外感风寒，痰湿内阻引起的**咳嗽、气喘、痰涎壅盛**；急、慢性支气管炎见上述证候者。

39. 止嗽定喘口服液药物组成有：**麻黄、石膏、苦杏仁、甘草**。

40. 止嗽定喘口服液有**辛凉宣泄，清肺平喘**的功能。

41. 止嗽定喘口服液主治**表寒里热，身热口渴，咳**

嗽痰盛，喘促气逆，胸膈满闷；急性支气管炎见上述证候者。

42. 止嗽定喘口服液君药为**麻黄**。

43. 降气定喘丸有**降气定喘，祛痰止咳**的功能。

44. 降气定喘丸主治痰浊阻肺所致的**咳嗽痰多，气逆喘促**；慢性支气管炎、支气管哮喘见上述证候者。

45. 降气定喘丸君药为**麻黄**。

46. 蠲哮片有**泻肺除壅，涤痰祛瘀，利气平喘**的功能。

47. 蠲哮片主治支气管哮喘急性发作期痰瘀伏肺证，症见**气粗痰涌、痰鸣如吼、咳呛阵作、痰黄稠厚**。

48. 蠲哮片君药为**葶苈子**。

49. 人参保肺丸有**益气补肺，止嗽定喘**的功能。

50. 人参保肺丸主治肺气亏虚，肺失宣降所致的**虚劳久嗽、气短喘促**。

51. 苏子降气丸有**降气化痰，温肾纳气**的功能。

52. 苏子降气丸主治上盛下虚、气逆痰壅所致的**咳嗽喘息、胸膈满闷**。

53. 七味都气丸主治肾不纳气所致的**喘促、胸闷、久咳、气短、咽干、遗精、盗汗、小便频数**。

54. 七味都气丸君药为**熟地黄、醋五味子**。

55. 固本咳喘片主治脾虚痰盛、肾气不固所致的**咳**

嗽、痰多、喘息气促、动则喘剧；慢性支气管炎、肺气肿、支气管哮喘见上述证候者。

56. 固本咳喘片君药为**党参**。

57. 蛤蚧定喘丸主治肺肾两虚、阴虚肺热所致的**虚劳久咳、年老哮喘、气短烦热、胸满郁闷、自汗盗汗**。

58. 蛤蚧定喘丸君药为**蛤蚧、百合**。

历年考题

【A型题】1. 咳嗽属于外感风热者，宜选用的成药是（　　）

　　A. 急支糖浆　　　　B. 小青龙合剂
　　C. 养阴清肺膏　　　D. 苏子降气丸
　　E. 蛇胆川贝散

【考点提示】A。急支糖浆主治外感风热所致的咳嗽，症见发热、恶寒、胸膈满闷、咳嗽咽痛；急性支气管炎、慢性支气管炎急性发作见上述证候者。

【B型题】（2~3题共用备选答案）

　　A. 清热化痰，降气平喘
　　B. 清肺止咳，化痰通便
　　C. 清热化痰，敛肺止咳
　　D. 清热化痰，宣肺止咳
　　E. 清肺润燥，化痰止咳

2. 二母宁嗽丸的功能是(　　)
3. 强力枇杷露的功效是(　　)

【考点提示】E、C。二母宁嗽丸的功能是清肺润燥，化痰止咳。强力枇杷露的功效是清热化痰，敛肺止咳。

【B 型题】(4~6 题共用备选答案)

　A. 强力枇杷露　　　　B. 急支糖浆
　C. 桂龙咳喘宁胶囊　　D. 苏子降气丸
　E. 养阴清肺膏

4. 某女，45 岁。咳嗽月余，症见咽喉干痛、干咳少痰，时而痰中带血，宜选用的中成药是(　　)

5. 某男，60 岁。患慢性支气管炎数年，近日偶感风寒，症见咳嗽、气喘、痰涎壅盛，宜选用的中成药是(　　)

6. 某男，30 岁。咳嗽数日，症见发热、恶寒、胸膈满闷、咳嗽咽痛，宜选用的中成药是(　　)

【考点提示】E、C、B。养阴清肺膏（糖浆、口服液、丸）主治阴虚燥咳，咽喉干痛，干咳少痰，或痰中带血。桂龙咳喘宁胶囊主治外感风寒，痰湿内阻引起的咳嗽、气喘、痰涎壅盛；急性、慢性支气管炎见上述证候者。急支糖浆主治外感风热所致的咳嗽，症见发热、恶寒、胸膈满闷、咳嗽咽痛；急性支气管炎、慢性支气管炎急性发作见上述证候者。

【X型题】7. 组成小青龙颗粒处方的药物，除麻黄、桂枝、干姜、细辛外，还有（　　）

A. 白术　　　　　　B. 白芍
C. 五味子　　　　　D. 甘草（炙）
E. 法半夏

【考点提示】BCDE。小青龙胶囊（合剂、颗粒、糖浆）【药物组成】麻黄、桂枝、干姜、细辛、五味子、白芍、法半夏、甘草（炙）。

第九节　开窍剂

必背采分点

1. 开窍剂适用于热入心包、热入营血、痰迷清窍等引发的**神志不清的病证**。

2. 凉开剂主要具有清热开窍等作用，主治**温热邪毒内陷心包、痰热蒙蔽心窍所致的热闭证**，症见高热烦躁、神昏谵语，甚或惊厥等。

3. 温开剂主要具有温通开窍等作用，主治**寒湿痰浊之邪或秽浊之气蒙蔽心窍所致的寒闭证**，症见猝然昏倒、牙关紧闭、神昏不语、苔白脉迟等。

4. 安宫牛黄丸（胶囊、散）有**清热解毒，镇惊开**

窍的功能。

5. 安宫牛黄丸（胶囊、散）主治**热病邪入心包，高热惊厥，神昏谵语**；中风昏迷及脑炎、脑膜炎、中毒性脑病、脑出血、败血症见上述证候者。

6. 紫雪散有**清热开窍，止痉安神**的功能。

7. 紫雪散主治热入心包、热动肝风证，症见**高热烦躁、神昏谵语、惊风抽搐、斑疹吐衄、尿赤便秘**。

8. 紫雪散君药为**水牛角浓缩粉、羚羊角、人工麝香**。

9. 局方至宝散（丸）有**清热解毒，开窍镇惊**的功能。

10. 局方至宝散（丸）主治热病属热入心包、热盛动风证，症见**高热惊厥、烦躁不安、神昏谵语及小儿急热惊风**。

11. 局方至宝散（丸）君药为**水牛角浓缩粉、人工麝香**。

12. 万氏牛黄清心丸有**清热解毒，镇惊安神**的功能。

13. 万氏牛黄清心丸主治热入心包、热盛动风证，症见**高热烦躁、神昏谵语及小儿高热惊厥**。

14. 清开灵口服液（胶囊、软胶囊、颗粒、滴丸、片、泡腾片）有**清热解毒，镇静安神**的功能。

15. 清开灵口服液（胶囊、软胶囊、颗粒、滴丸、片、泡腾片）主治**外感风时热毒、火毒内盛**所致**高热不退、烦躁不安、咽喉肿痛、舌质红绛、苔黄、脉数者**；上呼吸道感染、病毒性感冒、急性化脓性扁桃体炎、急性咽炎、急性气管炎、高热等属上述证候者。

16. 苏合香丸有**芳香开窍，行气止痛**的功能。

17. 苏合香丸主治痰迷心窍所致的**痰厥昏迷、中风偏瘫、肢体不利，以及中暑、心胃气痛**。

历年考题

【A型题】1. 某医师治疗外感风热时毒、火毒内盛所致的高热不退、烦躁不安、咽喉肿痛、舌质红绛、苔黄、脉数，常用清开灵口服液。此因该成药除清热解毒外，又能（　　）

A. 解郁安神　　　　B. 镇静安神
C. 化痰安神　　　　D. 养心安神
E. 止痉安神

【考点提示】B。清开灵口服液（胶囊、软胶囊、颗粒、滴丸、片、泡腾片）的功能是清热解毒，镇静安神。

【A型题】2. 某医师治疗热入心包、热动肝风证时，常用紫雪散。因此该中成药除能清热开窍外，还能（　　）

A. 平肝安神 B. 止痉安神
C. 潜阳安神 D. 通络安神
E. 养心安神

【考点提示】B。紫雪散具有清热开窍、止痉安神的功能。

第十节 固涩剂

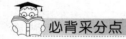

1. 固涩剂适用于**表虚卫外不固**、**肾气亏虚**、**脾肾阳虚**等引发的病证。

2. 固涩缩尿剂主要具有补肾缩尿等作用，主治肾气不足、膀胱失约所致的**小便频数或夜尿频多**、**腰膝酸软**、**乏力或小儿遗尿**等。

3. 固精止遗剂主要具有补肾固精等作用，主治肾虚封藏失司、精关不固所致的**遗精滑泄**、**腰膝酸软**、**神疲乏力**、**耳鸣**等。

4. 涩肠止泻剂主要具有温肾健脾、涩肠止泻等作用，主治泄泻日久、脾肾两虚或脾肾阳虚所致的**大便滑脱不禁**、**腹痛喜按或冷痛**、**腹胀**、**食少**、**腰酸或冷**等。

5. 玉屏风胶囊（颗粒、口服液）药物组成有：**黄芪、白术（炒）、防风**。

6. 玉屏风胶囊（颗粒、口服液）主治表虚不固所致的自汗，症见**自汗恶风、面色㿠白，或体虚易感风邪者**。

7. 玉屏风胶囊（颗粒、口服液）君药为**黄芪**。

8. 缩泉丸药物组成有：**益智仁（盐炒）、乌药、山药**。

9. 缩泉丸有**补肾缩尿**的功能。

10. 缩泉丸主治肾虚所致的**小便频数、夜间遗尿**。

11. 缩泉丸君药为**益智仁（盐炒）**。

12. 金锁固精丸有**固肾涩精**的功能。

13. 金锁固精丸主治肾虚不固所致的**遗精滑泄、神疲乏力、四肢酸软、腰酸耳鸣**。

14. 金锁固精丸君药为**沙苑子（炒）**

15. 四神丸（片）有**温肾散寒、涩肠止泻**的功能。

16. 四神丸（片）主治肾阳不足所致的泄泻，症见**肠鸣腹胀、五更泄泻、食少不化、久泻不止、面黄肢冷**。

17. 四神丸（片）君药为**补骨脂（盐炒）**

18. 固本益肠片有**健脾温肾，涩肠止泻**的功能。

19. 固本益肠片主治脾肾阳虚所致的泄泻，症见**腹痛绵绵、大便清稀或有黏液及黏液血便、食少腹胀、腰**

酸乏力、形寒肢冷、舌淡苔白、脉虚；慢性肠炎见上述证候者。

20. 固本益肠片君药为**党参、黄芪、补骨脂**。

历年考题

【A 型题】1. 某男，60 岁。患慢性肠炎数年，症见腹痛绵绵、大便清稀或有黏液及黏液血便、食少腹胀、腰酸乏力、形寒肢冷，舌淡苔白、脉虚。宜选用的中成药是（　　）

A. 启脾丸　　　　　　B. 右归丸
C. 固本益肠片　　　　D. 四神丸
E. 龟鹿二仙膏

【考点提示】C。固本益肠片主治脾肾阳虚所致的泄泻，症见腹痛绵绵、大便清稀或有黏液及黏液血便、食少腹胀、腰酸乏力、形寒肢冷，舌淡苔白、脉虚。

【A 型题】2. 缩泉丸处方的臣药是（　　）

A. 山药　　　　　　　B. 菟丝子
C. 乌药　　　　　　　D. 补骨脂
E. 盐益智仁

【考点提示】C。缩泉丸处方的臣药为乌药。

第十一节 补虚剂

必背采分点

1. 补气剂主要具有补益脾肺之气的作用,主治脾气虚所致的**倦怠乏力、食少便溏,以及肺气虚所致的少气懒言、语声低微、动则气喘**等。

2. 助阳剂主要具有温补肾阳的作用,主治肾阳不足所致的**形寒肢冷、气怯神疲、腰酸腿软、少腹拘急、小便不利或小便频数、男子阳痿早泄、女子宫寒不孕**等。

3. 养血剂主要具有补血的作用,主治血虚所致的**面色无华、眩晕、心悸失眠、唇甲色淡,或妇女月经不调、经少色淡,甚或闭经**等。

4. 滋阴剂主要具有滋补肝肾、益精填髓的作用,主治肝肾阴虚所致的**形体消瘦、头晕耳鸣、腰膝酸软、口燥咽干、五心烦热、盗汗遗精、骨蒸潮热,以及阴虚劳嗽、干咳咯血**等。

5. 补气养血剂主要具有补益气血的作用,主治气血两虚所致的**面色无华、头晕目眩、心悸气短、语声低微**等。

6. 补气养阴剂主要具有补气、养阴生津的作用,主治气虚阴伤所致的**心悸气短、体倦乏力、咳嗽虚喘、多**

饮、消渴等。

7. 阴阳双补剂主要具有滋阴壮阳的作用,主治阴阳两虚所致的**头晕目眩、腰膝酸软、阳痿遗精、畏寒肢冷、自汗盗汗、午后潮热**等。

8. 补精养血剂主要具有滋阴填精、补血的作用,主治肝肾精血不足所致的**须发早白、遗精早泄、眩晕耳鸣、腰酸背痛**等。

9. 四君子丸(合剂)有**益气健脾**的功能。

10. 四君子丸(合剂)君药为**党参**。

11. 补中益气丸(口服液、合剂、颗粒)有**补中益气,升阳举陷**的功能。

12. 补中益气丸(口服液、合剂、颗粒)主治脾胃虚弱、中气下陷所致的泄泻、脱肛、阴挺,症见**体倦乏力、食少腹胀、便溏久泻、肛门下坠**或脱肛、子宫脱垂。

13. 补中益气丸(口服液、合剂、颗粒)君药为**炙黄芪**。

14. 参苓白术散(水丸、颗粒)有**补脾胃,益肺气**的功能。

15. 参苓白术散(水丸、颗粒)主治**脾胃虚弱,食少便溏,气短咳嗽,肢倦乏力**。

16. 参苓白术散(水丸、颗粒)使用注意事项有:

湿热内蕴所致泄泻、厌食、水肿及痰火咳嗽者不宜使用。孕妇慎用。宜饭前服用。服药期间，忌食荤腥油腻等不易消化食物。忌恼怒、忧郁、劳累过度，保持心情舒畅。

17. 六君子丸有**补脾益气，燥湿化痰**的功能。

18. 六君子丸主治**脾胃虚弱，食量不多，气虚痰多，腹胀便溏**。

19. 六君子丸君药为**党参**。

20. 香砂六君丸（片）有**益气健脾，和胃**的功能。

21. 香砂六君丸（片）主治**脾虚气滞，消化不良，嗳气食少，脘腹胀满，大便溏泄**。

22. 香砂六君丸（片）君药为**党参**。

23. 启脾丸（口服液）有**健脾和胃**的功能。

24. 启脾丸（口服液）主治**脾胃虚弱，消化不良，腹胀便溏**。

25. 启脾丸（口服液）君药为**人参**。

26. 薯蓣丸有**调理脾胃，益气和营**的功能。

27. 薯蓣丸主治气血两虚，脾肺不足所致的**虚劳、胃脘痛、痹病、闭经、月经不调**。

28. 薯蓣丸君药为**山药、人参、地黄**。

29. 桂附地黄丸（胶囊）有**温补肾阳**的功能。

30. 桂附地黄丸（胶囊）主治**肾阳不足，腰膝酸**

冷，肢体浮肿，小便不利或反多，痰饮喘咳，消渴。

31. 右归丸（胶囊）有<u>温补肾阳，填精止遗</u>的功能。

32. 右归丸（胶囊）主治<u>肾阳不足，命门火衰，腰膝酸冷，精神不振，怯寒畏冷，阳痿遗精，大便溏薄，尿频而清</u>。

33. 五子衍宗丸（片、口服液）药物组成有：**<u>枸杞子、菟丝子（炒）、覆盆子、五味子（蒸）、车前子（盐炒）</u>**。

34. 五子衍宗丸（片、口服液）有<u>补肾益精</u>的功能。

35. 五子衍宗丸（片、口服液）主治肾虚精亏所致的<u>阳痿不育、遗精早泄、腰痛、尿后余沥</u>。

36. 五子衍宗丸（片、口服液）君药为<u>枸杞子</u>。

37. 济生肾气丸（片）有<u>温肾化气，利水消肿</u>的功能。

38. 济生肾气丸（片）主治肾阳不足、水湿内停所致的<u>肾虚水肿、腰膝酸重、小便不利、痰饮咳喘</u>。

39. 青娥丸有<u>补肾强腰</u>的功能。

40. 青娥丸主治<u>肾虚腰痛，起坐不利，膝软乏力</u>。

41. 青娥丸君药为<u>盐杜仲</u>。

42. 当归补血口服液（丸、胶囊）药物组成有：**<u>黄芪、当归</u>**。

43. 当归补血口服液（丸、胶囊）有<u>补养气血</u>的功能。

44. 当归补血口服液（丸、胶囊）主治<u>气血两虚证</u>。

45. 当归补血口服液（丸、胶囊）君药为**黄芪**。

46. 四物合剂药物组成有：**熟地黄、当归、白芍、川芎**。

47. 四物合剂有**补血调经**的功能。

48. 六味地黄丸（胶囊、颗粒、口服液、片、软胶囊）药物组成：**熟地黄、酒萸肉、山药、泽泻、茯苓、牡丹皮**。

49. 六味地黄丸（胶囊、颗粒、口服液、片、软胶囊）主治**肾阴亏损，头晕耳鸣，腰膝酸软，骨蒸潮热，盗汗遗精，消渴**。

50. 六味地黄丸（胶囊、颗粒、口服液、片、软胶囊）君药为**熟地黄**。

51. 左归丸有**滋肾补阴**的功能。

52. 左归丸主治**真阴不足，腰酸膝软，盗汗遗精，神疲口燥**。

53. 左归丸君药为**熟地黄**。

54. 大补阴丸药物组成有：**熟地黄、龟甲（醋制）、知母（盐炒）、黄柏（盐炒）、猪脊髓**。

55. 大补阴丸有**滋阴降火**的功能。

56. 大补阴丸主治**阴虚火旺，潮热盗汗，咳嗽咯血，耳鸣遗精**。

57. 知柏地黄丸有**滋阴降火**的功能。

58. 知柏地黄丸主治**阴虚火旺，潮热盗汗，口干咽痛，耳鸣遗精，小便短赤**。

59. 河车大造丸有**滋阴清热，补肾益肺**的功能。

60. 河车大造丸主治**肺肾两亏，虚劳咳嗽，骨蒸潮热，盗汗遗精，腰膝酸软**。

61. 麦味地黄丸（口服液）有**滋肾养肺**的功能。

62. 麦味地黄丸（口服液）主治**肺肾阴亏，潮热盗汗，咽干咳血，眩晕耳鸣，腰膝酸软，消渴**。

63. 玉泉丸有**清热养阴，生津止渴**的功能。

64. 玉泉丸主治阴虚内热所致的消渴，症见**多饮、多食、多尿**；2型糖尿病见上述证候者。

65. 玉泉丸君药为**葛根**。

66. 杞菊地黄丸（浓缩丸、片、口服液、胶囊）有**滋肾养肝**的功能。

67. 杞菊地黄丸（浓缩丸、片、口服液、胶囊）主治**肝肾阴亏，眩晕耳鸣，羞明畏光，迎风流泪，视物昏花**。

68. 八珍颗粒（丸）有**补气益血**的功能。

69. 八珍颗粒（丸）主治**气血两虚，面色萎黄，食欲不振，四肢乏力，月经过多**。

70. 人参归脾丸有**益气补血、健脾宁心**的功能。

71. 人参养荣丸有**温补气血**的功能。

72. 人参养荣丸主治**心脾不足，气血两亏**，形瘦神疲，食少便溏，病后虚弱。

73. 十全大补丸（口服液）有**温补气血**的功能。

74. 十全大补丸（口服液）主治**气血两虚，面色苍白，气短心悸，头晕自汗，体倦乏力，四肢不温，月经量多**。

75. 健脾生血颗粒（片）有**健脾和胃，养血安神**的功能。

76. 健脾生血颗粒（片）主治脾胃虚弱及心脾两虚所致的血虚证，症见**面色萎黄或㿠白、食少纳呆、脘腹胀闷、大便不调、烦躁多汗、倦怠乏力、舌胖色淡、苔薄白、脉细弱**；缺铁性贫血见上述证候者。

77. 生脉饮（胶囊）药物组成有：**红参、麦冬、五味子**。

78. 生脉饮（胶囊）有**益气复脉，养阴生津**的功能。

79. 生脉饮（胶囊）主治**气阴两亏，心悸气短，脉微自汗**。

80. 生脉饮（胶囊）君药为**红参**。

81. 人参固本丸有**滋阴益气，固本培元**的功能。

82. 消渴丸有**滋肾养阴，益气生津**的功能。

83. 消渴丸主治气阴两虚所致的消渴病，症见**多饮、多尿、多食、消瘦、体倦乏力、眠差、腰痛**；2型糖尿病见上述证候者。

84. 消渴丸君药为**地黄**。

85. 参芪降糖胶囊（颗粒、片）有**益气养阴，健脾补肾**的功能。

86. 参芪降糖胶囊（颗粒、片）主治气阴两虚所致的消渴病，症见**咽干口燥、倦怠乏力、口渴多饮、多食多尿、消瘦**；2 型糖尿病见上述证候者。

87. 养胃舒胶囊（颗粒）有**益气养阴，健脾和胃，行气导滞**的功能。

88. 养胃舒胶囊（颗粒）主治脾胃气阴两虚所致的胃痛，症见**胃脘灼热疼痛、痞胀不适、口干口苦、纳少消瘦、手足心热**；慢性胃炎见上述证候者。

89. 龟鹿二仙膏药物组成有：**龟甲、鹿角、党参、枸杞子**。

90. 龟鹿二仙膏有**温肾补精，补气养血**的功能。

91. 龟鹿二仙膏主治肾虚精亏所致的**腰膝酸软、遗精、阳痿**。

92. 七宝美髯丸（颗粒、口服液）有**滋补肝肾**的功能。

93. 七宝美髯丸（颗粒、口服液）主治肝肾不足所致的**须发早白、遗精早泄、头眩耳鸣、腰酸背痛**。

历年考题

【B 型题】（1~3 题共用备选答案）

　　A. 热入心包所致的神昏谵语

B. 肝火扰心所致的烦躁失眠

C. 气血不足所致的心悸失眠

D. 热郁胸膈所致的烦躁不安

E. 阴虚气弱所致的心悸气短

1. 人参固本丸的主治是（　　）
2. 安宫牛黄丸的主治是（　　）
3. 人参归脾丸的主治是（　　）

【考点提示】E、A、C。人参固本丸主治阴虚气弱，虚劳咳嗽，心悸气短，骨蒸潮热，腰酸耳鸣，遗精盗汗，大便干燥。安宫牛黄丸主治热病邪入心包，高热惊厥，神昏谵语；中风昏迷及脑炎、脑膜炎、中毒性脑病、脑出血、败血症见上述证候者。人参归脾丸主治心脾两虚、气血不足所致的心悸、怔忡、失眠健忘、食少体倦、面色萎黄，以及脾不统血所致的便血、崩漏、带下。

【C型题】（4~7题共用题干）

某女，55岁，面色萎黄，唇颊色淡，头晕眼花，脉细。医师辨证后处方为四物合剂。

4. 医师处以四物合剂，是因其能主治（　　）

A. 气虚证　　　　　B. 阴虚证

C. 阳虚证　　　　　D. 血虚证

E. 气血两虚证

5. 四物合剂的君药是（　　）

A. 当归 B. 阿胶
C. 川芎 D. 白芍
E. 熟地黄

6. 若患者又兼脾胃气虚，症见胃纳不佳、食少便溏，宜加服的成药是（　　）

A. 青娥丸 B. 右归丸
C. 参苏丸 D. 四君子丸
E. 桂附地黄丸

7. 为减少服药品种，针对患者气血两虚之证，宜选用的成药是（　　）

A. 生脉饮 B. 左归丸
C. 八珍颗粒 D. 六君子丸
E. 七制香附丸

【考点提示】D、E、D、C。四物合剂主治血虚所致的面色萎黄、头晕眼花、心悸气短及月经不调。四物合剂方中熟地黄甘补质润，善补血滋阴，填精益髓，乃滋阴补血之要药，故为君药。四君子丸主治脾胃气虚，胃纳不佳，食少便溏。八珍颗粒主治气血两虚，面色萎黄，食欲不振，四肢乏力，月经过多。

【X型题】8. 桂附地黄丸是治疗肾阳不足之腰膝酸冷、肢体浮肿的常用药物，使用注意事项有（　　）

A. 孕妇慎用

B. 不宜长期服用

C. 肺热津伤者慎用

D. 阴虚内热消渴者慎用

E. 服药期间宜节制房事

【考点提示】ABCDE。桂附地黄丸（胶囊）使用注意事项有：孕妇、肺热津伤、胃热炽盛、阴虚内热消渴者慎用。治疗期间宜节制房事。因其含大热有毒的附子，故中病即止，不可过量或久服。服药期间，忌食生冷、油腻食物。

【X型题】9. 参芪降糖胶囊与养胃舒胶囊的共同功能有（　　）

A. 健脾　　　　　　　B. 补肾

C. 益气　　　　　　　D. 养阴

E. 行气导滞

【考点提示】ACD。参芪降糖胶囊（颗粒、片）的功能是益气养阴，健脾补肾。养胃舒胶囊（颗粒）的功能是益气养阴，健脾和胃，行气导滞。

【X型题】10. 某男，30岁。患慢性胃炎数年，症见胃脘灼热疼痛、痞胀不适、口干口苦、纳少消瘦、手足心热，经服养胃舒胶囊取效，此因该中成药的功能是（　　）

A. 益气养阴　　　　　B. 健脾补肾

C. 健脾和胃　　　　　　　D. 疏肝和胃

E. 行气导滞

【考点提示】ACE。养胃舒胶囊（颗粒）有益气养阴、健脾和胃、行气导滞的功能。

第十二节　安神剂

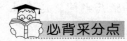

1. 安神剂适用于**心悸怔忡、失眠健忘、烦躁不安、惊狂易怒**等症状。

2. 补虚安神剂具有滋阴养血、安神宁志的作用，主治心肝阴血亏虚或心气不足，神志失养所致的**虚烦不眠、心悸怔忡、健忘多梦**等。

3. 解郁安神剂具有疏肝解郁、安神定志的作用，主治肝气郁结、扰及心神所致的**失眠、焦虑、心烦、情志不舒**等。

4. 清火安神剂具有清心泻火、安神定志的作用，主治因心火旺盛，心神被扰所致的**心烦、失眠、心悸**等。

5. 天王补心丸有**滋阴养血，补心安神**的功能。

6. 天王补心丸主治**心阴不足，心悸健忘，失眠多梦，大便干燥**。

7. 天王补心丸君药为**地黄**。

8. 天王补心丸的注意事项：①**肝肾功能不全者禁用**。②**脾胃虚寒、大便稀溏者慎用**。③因其含朱砂，故不宜过量服用或久服，不可与溴化物、碘化物同服。④服药期间，不宜饮用浓茶、咖啡等刺激性饮品。

9. 柏子养心丸（片）有**补气，养血，安神**的功能。

10. 柏子养心丸（片）主治**心气虚寒，心悸易惊，失眠多梦，健忘**。

11. 柏子养心丸（片）的注意事项：①**肝肾功能不全者禁用**。②**肝阳上亢及阴虚内热者不宜服**。③服药期间，应保持精神舒畅，劳逸适度，不宜饮用浓茶、咖啡等兴奋性饮品。④因其含朱砂，故不可过量服用、久用，不可与溴化物、碘化物同服。

12. 养血安神丸（片、糖浆）有**滋阴养血，宁心安神**的功能。

13. 养血安神丸（片、糖浆）主治**阴虚血少所致的头眩心悸、失眠健忘**。

14. 养血安神丸（片、糖浆）君药为**熟地黄**。

15. 枣仁安神液（颗粒、胶囊）药物组成：**酸枣仁（炒）、五味子（醋）、丹参**。

16. 枣仁安神液（颗粒、胶囊）有**养血安神**的功能。

17. 枣仁安神液（颗粒、胶囊）主治心血不足所致的**失眠、健忘、心烦、头晕**；神经衰弱症见上述证候者。

18. 枣仁安神液（颗粒、胶囊）的用量：①口服液：**1次10～20mL，1日1次，临睡前服**。②颗粒剂：开水冲化，1次5g，临睡前服。③胶囊剂：1次5粒，临睡前服。

19. 枣仁安神液（颗粒、胶囊）的注意事项：①**孕妇及胃酸过多者慎用**。②服药期间，不宜服用咖啡、浓茶等兴奋性饮品。

20. 解郁安神颗粒有**疏肝解郁，安神定志**的功能。

21. 解郁安神颗粒主治情志不畅、肝郁气滞所致的**失眠、心烦、焦虑、健忘**；神经官能症、更年期综合征见上述证候者。

22. 朱砂安神丸药物组成：**朱砂、黄连、地黄、当归、甘草**。

23. 朱砂安神丸有**清心养血，镇惊安神**的功能。

24. 朱砂安神丸的注意事项：①孕妇忌服。②**心气不足、脾胃虚弱者忌服**。③因其含朱砂，故不宜过量服用或久服，以防引起中毒。④不宜与碘、溴化物并用以防产生毒副作用。

常用中成药 第二部分

历年考题

【A 型题】朱砂安神丸的主治是（　　）

A. 阴虚血少所致的心神不安

B. 心气虚寒所致的心神不安

C. 心阴不足所致的心神不安

D. 情志不畅、肝气郁滞所致的心神不安

E. 心火亢盛，阴血不足所致的心神不安

【考点提示】E。朱砂安神丸主治心火亢盛、阴血不足证，症见心神烦乱、失眠多梦、心悸不宁、舌尖红、脉细数。

第十三节　和解剂

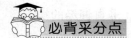

必背采分点

1. 和解剂适用于**少阳病的寒热往来，肝脾不调所致的胁肋胀满、食欲不振**等病证。

2. 和解少阳剂具有和解少阳作用，主治伤寒邪在少阳所致的**往来寒热、胸胁苦满、默默不欲饮食、心烦喜呕，以及口苦、咽干、目眩、脉弦**等症状。

3. 调和肝脾剂具有疏肝解郁、健脾、养血、调经等作用，主治肝脾不调所致的**胁肋胀痛、食欲不振、月经不调**等。

4. 小柴胡颗粒（片）的药物组成：**柴胡、黄芩、党参、大枣、生姜、姜半夏、甘草**。

5. 小柴胡颗粒（片）有**解表散热，疏肝和胃**的功能。

6. 小柴胡颗粒（片）主治外感病邪犯少阳证，症见**寒热往来、胸胁苦满、食欲不振、心烦喜呕、口苦咽干**。

7. 小柴胡颗粒（片）的注意事项：**风寒感冒者慎用**。服药期间，饮食宜清淡，忌食辛辣食物。过敏体质者慎用。

8. 逍遥颗粒（丸）的药物组成：**柴胡、当归、白芍、白术（炒）、茯苓、甘草（炙）、生姜（大蜜丸中无该药）、薄荷**。

9. 逍遥颗粒（丸）有**疏肝健脾，养血调经**的功能。

10. 逍遥颗粒（丸）主治肝郁脾虚所致的**郁闷不舒、胸胁胀痛、头晕目眩、食欲减退、月经不调**。

11. 逍遥颗粒（丸）君药为**柴胡**。

12. 加味逍遥丸（口服液）有**疏肝清热，健脾养血**的功能。

13. 加味逍遥丸（口服液）主治**肝郁血虚，肝脾不和，两胁胀痛，头晕目眩，倦怠食少，月经不调，脐腹胀痛**。

第十四节 理气剂

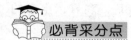

1. 理气剂适用于**肝气郁结、脾胃气滞、肝气犯胃、胃气上逆、肺气上逆**等引发的病证。

2. 理气疏肝剂主要具有行气、疏肝解郁、止痛的作用,主治肝气郁滞证,症见**情志抑郁、善太息、胸闷、胁肋胀痛、月经不调、痛经**等。

3. 理气和中剂主要具有行气、健脾消食的作用,主治脾胃气滞证,症见**脘腹胀满、嗳气吞酸、恶心、呕吐、饮食不消**等。

4. 四逆散药物组成:**柴胡、白芍、枳壳(麸炒)、甘草**。

5. 四逆散有**透解郁热,疏肝理脾**的功能。

6. 四逆散主治肝气郁结所致的胁痛、痢疾,症见**脘腹胁痛、热厥手足不温、泻痢下重**。

7. 四逆散君药为**柴胡**。

8. 四逆散的用量:1 次**9g**,1 日**2**次,开水冲泡或煎汤。

9. 四逆散的注意事项:**孕妇及肝阴亏虚胁痛、寒厥**

所致的四肢不温者慎用。服药期间,忌恼怒劳累,保持心情舒畅。

10. 左金丸(胶囊)药物组成:**黄连、吴茱萸**。

11. 左金丸(胶囊)有**泻火,疏肝,和胃,止痛**的功能。

12. 左金丸(胶囊)主治**肝火犯胃,脘胁疼痛,口苦嘈杂,呕吐酸水,不喜热饮**。

13. 左金丸(胶囊)君药为**黄连**。

14. 柴胡舒肝丸有**疏肝理气,消胀止痛**的功能。

15. 柴胡舒肝丸主治肝气不舒,症见**胸胁痞闷、食滞不消、呕吐酸水**。

16. 柴胡舒肝丸的注意事项:**肝胆湿热、脾胃虚弱证者慎用**。服药期间,忌郁闷、恼怒,应保持心情舒畅。

17. 气滞胃痛颗粒(片)的药物组成:**柴胡、香附(醋制)、白芍延胡索(醋制)、枳壳、甘草(炙)**。

18. 气滞胃痛颗粒(片)有**疏肝理气,和胃止痛**的功能。

19. 气滞胃痛颗粒(片)主治**肝郁气滞,胸痞胀满,胃脘疼痛**。

20. 气滞胃痛颗粒(片)君药为**柴胡**。

21. 胃苏颗粒有**理气消胀,和胃止痛**的功能。

22. 木香顺气丸(颗粒)有**行气化湿,健脾和胃**的功能。

23. 木香顺气丸（颗粒）主治湿阻中焦、脾胃不和所致的湿滞脾胃证；症见**胸膈痞闷**、**脘腹胀痛**、**呕吐恶心**、**嗳气纳呆**。

24. 越鞠丸有**理气解郁，宽中除满**的功能。

25. 越鞠丸主治瘀热痰湿内生所致的脾胃气郁，症见**胸脘痞闷**、**腹中胀满**、**饮食停滞**、**嗳气吞酸**。

历年考题

【A 型题】1. 某男，45 岁，时发胃脘胀痛，窜及两肋，得嗳气或矢气则舒，情绪郁怒则加重，伴胸闷食少，排便不畅，苔薄白，脉弦，医师诊为气滞型胃脘痛，宜选用的成药是（　　）

A. 左金丸　　　　　　B. 四逆散
C. 越鞠丸　　　　　　D. 胃苏颗粒
E. 木香顺气丸

【考点提示】D。胃苏颗粒主治气滞型胃脘痛，症见胃脘胀痛、窜及两肋、得嗳气或矢气则舒、情绪郁怒则加重、胸闷食少、排便不畅、舌苔薄白、脉弦；慢性胃炎及消化性溃疡见上述证候者。

【A 型题】2. 某女，40 岁。体硕肥胖，瘀热痰湿内生，导致脾胃气郁，症见胸脘痞胀满，饮食滞停。治当

理气解郁、宽中除满，宜选用的成药是（　　）

  A. 越鞠丸　　　　　　B. 左金丸

  C. 胃苏颗粒　　　　　D. 健脾消食丸

  E. 木香顺气颗粒

【考点提示】A。越鞠丸【功能】理气解郁、宽中除满。【主治】痰热痰湿内生所致的脾胃气郁，症见胸脘痞闷、腹中胀满、饮食停滞、嗳气吞酸。

【B型题】（3～4题共用备选答案）

  A. 透解郁热　　　　　B. 散结解郁

  C. 解表散热　　　　　D. 消胀止痛

  E. 健脾消食

3. 小柴胡颗粒既能疏肝和胃，又能（　　）

4. 柴胡舒肝丸既能疏肝理气，又能（　　）

【考点提示】C、D。小柴胡颗粒（片）有解表散热、疏肝和胃的功效。柴胡舒肝丸有疏肝理气、消胀止痛的功效。

第十五节　活血剂

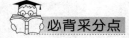

必背采分点

1. 活血化瘀剂主要具有活血化瘀的作用，主治瘀血阻滞所致的胸痹，症见**胸闷、心前区刺痛、痛有定处**；或瘀血阻络所致的中风，症见头晕头痛、神情呆滞、言语謇涩、手足发凉、肢体疼痛、舌紫黯、舌上青紫或瘀点、脉结代等。

2. 活血行气剂主要具有活血行气止痛的作用，主治气滞血瘀所致的痛证，症见**头痛、胸痛、胃脘痛、腹痛、痛经**等，或伴见胀闷、胀满、胀痛等气滞症状，舌紫黯、舌上青紫或瘀点，脉紧或结代。

3. 益气活血剂主要具有益气活血、通络止痛的作用，主治气虚血瘀所致的胸痹，症见**胸闷、胸痛，刺痛、痛有定处**；或气虚血瘀所致的中风，症见半身不遂、口舌㖞斜、言语謇涩；伴见气短、乏力、倦怠、懒言、自汗等气虚症状，舌紫黯、舌上青紫或瘀点，脉沉或结代。

4. 益气养阴活血剂主要具有补气养阴、活血的作用，主治气阴两虚、瘀血阻滞所致的胸痹，症见**胸部闷痛、心悸不安，或伴见神倦、气短乏力、动则加剧、失眠多梦、盗汗**等，舌红少苔或有瘀斑，脉细数。

5. 活血化痰息风剂主要具有活血、化痰息风作用，或兼益气通络作用，主治瘀血夹风痰阻络、经络失养所致中风后遗症或恢复期，症见**半身不遂、言语謇涩、口舌㖞斜、肢体麻木、舌淡或有瘀斑、脉沉或结代**等。

6. 复方丹参片（丸、胶囊、滴丸）药物组成：**丹参、三七、冰片**。

7. 复方丹参片（丸、胶囊、滴丸）主治气滞血瘀所致的胸痹，症见<u>胸闷、心前区刺痛</u>；冠心病心绞痛见上述证候者。

8. 丹七片有<u>活血化瘀，通脉止痛</u>的功能。

9. 丹七片主治瘀血痹阻所致的<u>胸痹心痛、眩晕头痛、经期腹痛</u>。

10. 血塞通颗粒（胶囊）药物组成：<u>三七总皂苷</u>。

11. 血塞通颗粒（胶囊）有<u>活血祛瘀，通脉活络</u>的功能。

12. 血塞通颗粒（胶囊）主治瘀血阻络所致的<u>中风偏瘫、肢体活动不利、口眼㖞斜、胸痹心痛、胸闷气憋</u>；中风后遗症及冠心病心绞痛属上述证候者。

13. 消栓通络胶囊（颗粒）有<u>活血化瘀，温经通络</u>的功能。

14. 消栓通络胶囊（颗粒）主治瘀血阻络所致的中风，症见<u>神情呆滞、言语謇涩、手足发凉、肢体疼痛</u>；缺血性中风及高脂血症见上述证候者。

15. 消栓通络胶囊（颗粒）君药为<u>川芎</u>。

16. 逐瘀通脉胶囊药物组成：<u>水蛭、虻虫、桃仁、大黄</u>。

17. 逐瘀通脉胶囊有<u>破血逐瘀，通经活络</u>的功能。

18. 逐瘀通脉胶囊主治血瘀所致的眩晕，症见<u>头晕、</u>

常用中成药 第二部分

头痛、耳鸣、舌质黯红、脉沉涩；高血压、脑梗死、脑动脉硬化等病见上述证候者。

19. 逐瘀通脉胶囊君药为**水蛭**。

20. 血府逐瘀口服液（胶囊、丸）有**活血祛瘀，行气止痛**的功能。

21. 血府逐瘀口服液（胶囊、丸）主治气滞血瘀所致的**胸痹、头痛日久、痛如针刺而有定处、内热烦闷、心悸失眠、急躁易怒**。

22. 元胡止痛片（颗粒、胶囊、口服液、滴丸、软胶囊）药物组成：**延胡索（醋制）、白芷**。

23. 元胡止痛片（颗粒、胶囊、口服液、滴丸、软胶囊）有**理气，活血，止痛**的功能。

24. 元胡止痛片（颗粒、胶囊、口服液、滴丸、软胶囊）主治气滞血瘀所致的**胃痛、胁痛、头痛及痛经**。

25. 速效救心丸药物组成：**川芎、冰片**。

26. 速效救心丸有**行气活血，祛瘀止痛，增加冠脉血流量，缓解心绞痛**的功能。

27. 速效救心丸主治气滞血瘀所致的**冠心病、心绞痛**。

28. 速效救心丸君药为**川芎**。

29. 冠心苏合滴丸（丸、软胶囊、胶囊）有**理气，宽胸，止痛**的功能。

30. 冠心苏合滴丸（丸、软胶囊、胶囊）主治寒凝气滞、心脉不通所致的胸痹,症见**胸闷、心前区疼痛**;冠心病心绞痛见上述证候者。

31. 心可舒胶囊(片)药物组成:**丹参、葛根、三七、山楂、木香**。

32. 心可舒胶囊(片)有**活血化瘀,行气止痛**的功能。

33. 心可舒胶囊(片)君药为**丹参**。

34. 九气拈痛丸有**理气,活血,止痛**的功能。

35. 九气拈痛丸主治气滞血瘀所致的**胸胁胀满疼痛、痛经**。

36. 麝香保心丸有**芳香温通,益气强心**的功能。

37. 麝香保心丸主治气滞血瘀所致的胸痹,症见**心前区疼痛、固定不移**;心肌缺血所致的心绞痛、心肌梗死见上述证候者。

38. 消栓胶囊(口服液、颗粒)有**补气活血通络**的功能。

39. 消栓胶囊(口服液、颗粒)主治中风气虚血瘀证,症见**半身不遂、口舌㖞斜、言语謇涩、气短乏力、面色㿠白**;缺血性中风见上述证候者。

40. 消栓胶囊(口服液、颗粒)君药为**黄芪**。

41. 通心络胶囊有**益气活血,通络止痛**的功能。

42. 通心络胶囊主治心气虚乏、血瘀络阻证所致的**冠心病、心绞痛**,症见胸部憋闷、刺痛、绞痛、固定不移、心悸自汗、气短乏力、舌质紫黯或有瘀斑、脉细涩或结代。

43. 通心络胶囊君药为**人参**。

44. 诺迪康胶囊药物组成：**圣地红景天**。

45. 诺迪康胶囊有**益气活血，通脉止痛**的功能。

46. 诺迪康胶囊主治气虚血瘀所致胸痹，症见**胸闷、刺痛或隐痛、心悸气短、神疲乏力、少气懒言、头晕目眩**；冠心病、心绞痛见上述证候者。

47. 稳心颗粒（片）药物组成：**黄精、党参、三七、琥珀、甘松**。

48. 稳心颗粒（片）有**益气养阴，活血化瘀**的功能。

49. 稳心颗粒（片）主治气阴两虚、心脉瘀阻所致的心悸，症见**心悸不宁、气短乏力、胸闷胸痛**；室性早搏、房性早搏见上述证候者。

50. 参松养心胶囊有**益气养阴，活血通络，清心安神**的功能。

51. 参松养心胶囊主治冠心病室性早搏属气阴两虚，心络瘀阻证，症见**心悸不安、气短乏力、动则加剧、胸部闷痛、失眠多梦、盗汗、神倦、懒言**。

52. 益心舒胶囊（颗粒、片、丸）有**益气复脉，活血化瘀，养阴生津**的功能。

53. 益心舒胶囊（颗粒、片、丸）主治气阴两虚，瘀血阻脉所致的胸痹，症见**胸痛胸闷、心悸气短、脉结代**；冠心病心绞痛见上述证候者。

54. 人参再造丸有**益气养血，祛风化痰，活血通络**的功能。

55. 人参再造丸主治气虚血瘀、风痰阻络所致的中风，症见**口眼㖞斜、半身不遂、手足麻木、疼痛、拘挛、言语不清**。

56. 华佗再造丸药物组成：**川芎、吴茱萸、冰片**等。

57. 华佗再造丸有**活血化瘀，化痰通络，行气止痛**的功能。

58. 华佗再造丸主治痰瘀阻络之中风恢复期和后遗症，症见**半身不遂、拘挛麻木、口眼㖞斜、言语不清**。

59. 抗栓再造丸有**活血化瘀，舒筋通络，息风镇痉**的功能。

60. 抗栓再造丸主治瘀血阻窍、脉络失养所致的中风，症见**手足麻木、步履艰难、瘫痪、口眼㖞斜、言语不清**；中风恢复期及后遗症期见上述证候者。

历年考题

【A 型题】1. 某女，60 岁，患冠心病心绞痛数年，症见胸闷，心悸，头晕，头痛，颈项疼痛，证属气滞血瘀，宜选用的成药是(　　)

A. 消栓胶囊　　　　　　B. 心可舒胶囊
C. 益心舒胶囊　　　　　D. 诺迪康胶囊
E. 冠心苏合滴丸

【考点提示】B。心可舒胶囊主治气滞血瘀引起的胸闷、心悸、头晕、头痛、颈项疼痛；冠心病心绞痛、高血脂、高血压、心律失常见上述证候者。

【A型题】2. 血塞通颗粒的功能是(　　)
  A. 活血祛瘀，温经活络
  B. 活血祛瘀，通脉活络
  C. 破血逐瘀，通经活络
  D. 行气活血，祛瘀止痛
  E. 疏肝理气，宽胸止痛

【考点提示】B。血塞通颗粒有活血祛瘀、通脉活络的功能。

【X型题】3. 复方丹参片的功能有(　　)
  A. 活血化瘀　　　　　B. 清心除烦
  C. 解毒消肿　　　　　D. 通脉活络
  E. 理气止痛

【考点提示】AE。复方丹参片的功能是活血化瘀，理气止痛。

第十六节 止血剂

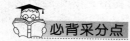

1. 凉血止血剂主要具有凉血止血作用,主治血热所致的**便血、尿血、咳血、衄血、吐血、舌红苔黄、脉数**等。

2. 化瘀止血剂主要具有化瘀止血作用,主治瘀血所致的出血,症见**咯血,吐血,衄血,胸腹刺痛**;或便血,崩漏;或外伤出血,跌仆肿痛,血色暗红,或有瘀块,舌暗红,或有瘀斑,脉涩等。

3. 槐角丸有**清肠疏风,凉血止血**的功能。

4. 槐角丸主治血热所致的**肠风便血、痔疮肿痛**。

5. 三七片主治出血兼瘀血证,症见**咯血、吐血、衄血、便血、崩漏、外伤出血、胸腹刺痛、跌仆肿痛**。

6. 止血定痛片药物组成:**煅花蕊石、三七、海螵蛸、甘草**。

7. 止血定痛片有**散瘀,止血,止痛**的功能。

8. 止血定痛片主治**十二指肠溃疡疼痛、出血,胃酸过多**。

9. 止血定痛片君药为**煅花蕊石**。

历年考题

【A型题】1. 某男,50岁。三年来,患十二指肠溃疡疼痛,时见柏油样便,近日又见胃酸过多,宜选用的成药是( )

A. 槐角丸 　　　　　　B. 三七片
C. 丹七片 　　　　　　D. 元胡止痛片
E. 止血定痛片

【考点提示】E。止血定痛片【功能】散瘀,止血,止痛。【主治】十二指肠溃疡疼痛、出血,胃酸过多。

【B型题】(2~4题共用备选答案)

A. 理气 　　　　　　　B. 凉血
C. 散瘀止血 　　　　　D. 益气养阴
E. 补血活血

2. 三七片除消肿止痛外,又能( )
3. 元胡止痛片除消肿止痛外,又能( )
4. 参松养心胶囊除活血通络外,又能( )

【考点提示】C、A、D。三七片的功能是散瘀止血,消肿止痛。元胡止痛片的功能是理气,活血,止痛。参松养心胶囊功能是益气养阴,活血通络,清心安神。

第十七节 消导剂

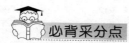 必背采分点

1. 消导剂主要适用于饮食停滞所致的**脘腹胀满、嗳气吞酸、恶心呕吐、大便失常、消化不良**等。

2. 消积导滞剂主要具有消食、化积、和胃作用,主治饮食积滞所致的**胸脘痞闷、嗳腐吞酸、恶食、呕逆、腹痛、泄泻**等。

3. 健脾消食剂主要具有健脾、和胃、消食化积的作用,主治脾虚食滞所致的**脘腹痞满、不思饮食、面黄、体瘦、倦怠乏力、大便溏薄**等。

4. 保和丸有**消食,导滞,和胃**的功能。

5. 保和丸君药为**山楂**。

6. 枳实导滞丸有**消积导滞,清利湿热**的功能。

7. 枳实导滞丸主治饮食积滞、湿热内阻所致的**脘腹胀痛、不思饮食、大便秘结、痢疾里急后重**。

8. 枳实导滞丸君药为**大黄**。

9. 六味安消散(胶囊)有**和胃健脾,消积导滞,活血止痛**的功能。

10. 六味安消散(胶囊)主治脾胃不和、积滞内停

所致的**胃痛胀满、消化不良、便秘、痛经**。

11. 六味安消散（胶囊）君药为**碱花**。

12. 开胃健脾丸有**健脾和胃**的功效。

13. 开胃健脾丸主治脾胃虚弱、中气不和所致的**泄泻、痞满，症见食欲不振、嗳气吞酸、腹胀泄泻**；消化不良见上述证候者。

历年考题

【B型题】（1~2题共用备选答案）

 A. 疏肝清热，养血调经

 B. 疏肝健脾，养血调经

 C. 疏肝化痰，和胃止痛

 D. 健脾，化湿，和胃

 E. 消食，导滞，和胃

1. 某男，12岁，两日来，因饮食失节导致脘腹胀满，嗳气吞酸，不思饮食，医师处以保和丸，是因其能(　　)

2. 某女，33岁，半年来，郁闷不舒，胸胁胀痛，头晕目眩，食欲减退，月经不调。医师处以逍遥颗粒，是因其能(　　)

【考点提示】E、B。保和丸主治食积停滞，脘腹胀满，嗳腐吞酸，不欲饮食。逍遥颗粒（丸）主治肝郁脾虚所致的郁闷不舒、胸胁胀痛、头晕目眩、食欲减退、月经不调。

第十八节　治风剂

必背采分点

1. 疏散外风剂主要具有疏风、止痛、除湿、止痒的作用，主治**外感风邪所致头痛、眩晕、面瘫**等，症见头痛、恶风、皮肤瘙痒、肢体麻木、关节屈伸不利、酸痛麻木，或口眼㖞斜等。

2. 平肝息风剂主要具有息风止痉、平抑肝阳、清热泻火、滋补肝肾、补血的作用。主治**脑动脉硬化、原发性高血压、缺血性脑中风、血管神经性头痛、神经衰弱**等，症见眩晕、震颤、四肢抽搐、言语謇涩、半身不遂等。

3. 川芎茶调散（丸、颗粒、口服液、袋泡剂、片）有**疏风止痛**的功能。

4. 川芎茶调散（丸、颗粒、口服液、袋泡剂、片）主治外感风邪所致的**头痛**，或有恶寒、发热、鼻塞者。

5. 芎菊上清丸（片）有**清热解表，散风止痛**的功能。

6. 芎菊上清丸（片）主治外感风邪引起的**恶风身热、偏正头痛、鼻流清涕、牙疼喉痛**。

7. 正天丸（胶囊）有**疏风活血，养血平肝，通络**

止痛的功能。

8. 正天丸（胶囊）主治外感风邪、瘀血阻络、血虚失养、肝阳上亢引起的**偏头痛、紧张性头痛、神经性头痛、颈椎病型头痛、经前头痛**。

9. 正天丸（胶囊）君药为**川芎**。

10. 天麻钩藤颗粒有**平肝息风，清热安神**的功能。

11. 天麻钩藤颗粒主治肝阳上亢所致的**头痛、眩晕、耳鸣、眼花、震颤、失眠**；高血压病见上述证候者。

12. 脑立清丸（胶囊）主治肝阳上亢所致的**头晕目眩、耳鸣口苦、心烦难寐**；高血压见上述证候者。

13. 脑立清丸（胶囊）君药为**磁石、珍珠母、赭石**。

14. 松龄血脉康胶囊药物组成：**鲜松叶、葛根、珍珠层粉**。

15. 松龄血脉康胶囊有**平肝潜阳，镇心安神**的功能。

16. 松龄血脉康胶囊主治肝阳上亢所致的**头痛、眩晕、急躁易怒、心悸、失眠**；高血压及原发性高脂血症见上述证候者。

历年考题

【A型题】1. 某医师在治疗中老年高血压病，证属肝阳上亢时，每用天麻钩藤颗粒，按照方剂学君臣佐使的组方原则，在天麻钩藤颗粒处方中属臣药，既能增君

药平肝息风之力又兼清肝益阴的药是（　　）

A. 盐杜仲　　　　　　　B. 决明子

C. 桑寄生　　　　　　　D. 益母草

E. 石决明

【考点提示】E。天麻钩藤颗粒【功能】平肝息风，清热安神。臣药，石决明，咸寒质重，镇潜清补，善平肝潜阳、清肝益阴。

【A型题】2. 某男，65岁。患高血压及原发性高脂血症，症见头痛、眩晕、急躁易怒、心悸、失眠。证属肝阳上亢，宜选用的中成药是（　　）

A. 正天胶囊　　　　　　B. 芎菊上清丸

C. 川芎茶调口服液　　　D. 松龄血脉康胶囊

E. 杞菊地黄口服液

【考点提示】D。松龄血脉康胶囊主治肝阳上亢所致的头痛、眩晕、急躁易怒、心悸、失眠；高血压及原发性高脂血症见上述证候者。

第十九节　祛湿剂

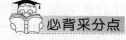

必背采分点

1. 清利消肿剂主要具有清热、利水湿、消肿的作用，主治水湿内蕴化热所致的水肿，症见**浮肿、腰痛、尿频、尿血、小便不利、舌红苔黄腻、脉滑数**等。

2. 利尿通淋剂主要具有清热通淋、利尿排石等作用，主治水湿内蕴、化热下注所致的**淋浊、癃闭**，症见尿频、尿急、尿道涩痛、尿血、腰痛、小便点滴不畅、色黄赤、舌红苔黄腻、脉滑数等。

3. 清利肝胆剂主要具有清肝、利胆、退黄、排石等作用，主治肝胆湿热所致的**胁痛、黄疸**，症见口苦胸闷、胁肋胀痛、脘腹痞胀、呕恶纳呆、大便黏腻不爽或秘结、小便黄赤，或又见身目俱黄、发热、舌红苔黄腻、脉滑数等。

4. 清热燥湿止泻剂主要具有清热燥湿、止泻止痢等作用，主治大肠湿热所致的**泄泻、痢疾**，症见腹泻、腹痛、里急后重、便利脓血，或泄泻、暴注下迫、腹痛、便下酸腐灼肛，舌红苔黄腻、脉滑数等。

5. 温化水湿剂主要具有温阳化气、利水消肿等作用，主治阳虚水湿不化所致的**水肿、癃闭**，症见畏寒肢冷，或腰痛、浮肿、夜尿频多，或尿频、尿急、尿少、小便点滴不畅、舌淡红苔白、脉沉滑等。

6. 肾炎四味片药物组成：**细梗胡枝子、石韦、黄芩、黄芪**。

7. 肾炎四味片有**清热利尿，补气健脾**的功能。

8. 肾炎四味片主治湿热内蕴兼气虚所致的水肿，症见

浮肿、腰痛、乏力、小便不利;慢性肾炎见上述证候者。

9. 肾炎康复片有**益气养阴,健脾补肾,清解余毒**的功能。

10. 肾炎康复片主治气阴两虚,脾肾不足,水湿内停所致的体虚浮肿,症见**神疲乏力、腰膝酸软、面目四肢浮肿、头晕耳鸣**;慢性肾炎、蛋白尿、血尿见上述证候者。

11. 八正合剂有**清热,利尿,通淋**的功能。

12. 八正合剂主治湿热下注所致的淋证,症见**小便短赤、淋沥涩痛、口燥咽干**等。

13. 癃闭舒胶囊有**益肾活血,清热通淋**的功能。

14. 癃闭舒胶囊主治肾气不足、湿热瘀阻所致的癃闭,症见**腰膝酸软、尿频、尿急、尿痛、尿线细,伴小腹拘急疼痛**;前列腺增生症见上述证候者。

15. 三金片(颗粒、胶囊)有**清热解毒,利湿通淋,益肾**的功能。

16. 排石颗粒有**清热利水,通淋排石**的功能。

17. 排石颗粒主治下焦湿热所致的石淋,症见**腰腹疼痛、排尿不畅或伴有血尿**;泌尿系统结石见上述证候者。

18. 排石颗粒的注意事项:①孕妇禁用。②久病伤正兼见肾阴不足或脾气亏虚等证者慎用。③**双肾结石或结石直径≥1.5cm,或结石嵌顿时间长的病例慎用**,或根据需要配合其他治疗方法。④治疗期间不宜进食辛辣、油腻和煎炸类食物，宜多饮水，配合适量运动。

19. 癃清片（胶囊）有**清热解毒，凉血通淋**的功能。

20. 癃清片（胶囊）主治**下焦湿热所致的热淋**，症见尿频、尿急、尿痛、腰痛、小腹坠胀。亦用于慢性前列腺炎之湿热蕴结兼瘀血证，症见小便频急，尿后余沥不尽，尿道灼热，会阴少腹腰骶部疼痛或不适等。

21. 茵栀黄口服液（胶囊）有**清热解毒，利湿退黄**的功能。

22. 茵陈五苓丸有**清湿热，利小便**的功能。

23. 茵陈五苓丸主治肝胆湿热、脾肺郁结所致的黄疸，症见**身目发黄、脘腹胀满、小便不利**。

24. 消炎利胆片（胶囊、颗粒）药物组成：**溪黄草、穿心莲、苦木**。

25. 消炎利胆片（胶囊、颗粒）有**清热，祛湿，利胆**的功能。

26. 消炎利胆片（胶囊、颗粒）主治肝胆湿热所致的**胁痛、口苦**；急性胆囊炎、胆管炎见上述证候者。

27. 消炎利胆片（胶囊、颗粒）君药为**溪黄草**。

28. 香连丸（片）药物组成：**萸黄连、木香**。

29. 香连丸（片）有**清热化湿，行气止痛**的功能。

30. 香连丸（片）主治大肠湿热所致的痢疾，症见**大便脓血、里急后重、发热腹痛**；肠炎、细菌性痢疾见上述证候者。

31. 香连丸（片）君药为**黄连**。

32. 香连化滞丸有**清热利湿，行血化滞**的功能。

33. 香连化滞丸主治大肠湿热所致的痢疾，症见**大便脓血、里急后重、发热腹痛**。

34. 五苓散（片）有**温阳化气，利湿行水**的功能。

35. 五苓散（片）主治阳不化气、水湿内停所致的水肿，症见**小便不利、水肿腹胀、呕逆泄泻、渴不思饮**。

36. 五苓散（片）君药为**泽泻**。

37. 萆薢分清丸药物组成：**粉萆薢、益智仁（盐炒）、乌药、石菖蒲、甘草**。

38. 萆薢分清丸有**分清化浊，温肾利湿**的功能。

39. 萆薢分清丸主治**肾不化气、清浊不分所致的白浊小便频数**。

40. 萆薢分清丸的注意事项：**膀胱湿热壅盛所致的小便白浊及尿频、淋沥涩痛者忌用**。服药期间，忌食油腻、茶、醋及辛辣刺激食物。

历年考题

【A 型题】1. 某女，18 岁，一周前突发黄疸，症见面目萎黄，胸胁胀痛，恶心呕吐，小便黄赤，证属肝胆湿热，宜选用的成药是（　　）

A. 香连丸 B. 排石颗粒
C. 消炎利胆片 D. 沉香化滞丸
E. 茵栀黄口服液

【考点提示】 E。茵栀黄口服液主治肝胆湿热所致的黄疸,症见面目萎黄、胸胁胀痛、恶心呕吐、小便黄赤;急、慢性肝炎见上述证候者。

【B型题】(2~3题共用备选答案)

A. 三金片 B. 五苓散
C. 肾炎四味片 D. 茵陈五苓丸
E. 萆薢分清丸

2. 治下焦湿热所致的热淋,宜选用的成药是( )

3. 治肾不化气、清浊不分所致的白浊,宜选用的成药是( )

【考点提示】 A、E。三金片(颗粒、胶囊)主治下焦湿热所致的热淋,症见小便短赤、淋沥涩痛、尿急频数;急性肾盂肾炎、慢性肾盂肾炎、膀胱炎、尿路感染见上述证候者。萆薢分清丸主治肾不化气、清浊不分所致的白浊、小便频数。

【C型题】(4~7题共用题干)

某男,56岁。1年前被确诊为肾结石、慢性肾炎、前列腺增生症。刻下血尿1天,伴腰腹疼痛、排尿不畅。经碎石治疗后,为巩固疗效,又请中医诊治,因工作繁忙无暇煎药,要求服用中成药。医师遂处以排石颗粒,以善其后。

4. 依据排石颗粒的使用说明书,药师特别指出应慎用排石颗粒的是( )

A. 结石嵌顿时间长　　B. 排尿不畅
C. 淋沥涩痛　　　　　D. 单肾结石
E. 结石直径<1.5cm

5. 3个月后,患者又请中医诊治。诉云:连服排石颗粒月余,经复查肾结石已基本消除。问诊得知:近日尿中蛋白增加、少量血尿,并伴有神疲乏力、腰膝酸软、面目四肢浮肿、头晕耳鸣等。医师诊断为气阴两虚、脾肾不足、水湿内停所致的体虚浮肿,宜选用的中成药是( )

A. 萆薢分清丸　　　　B. 茵陈五苓丸
C. 肾炎四味片　　　　D. 肾炎康复片
E. 茵栀黄口服液

6. 1年后,患者再请中医诊治。诉云:服用上药两月血尿已止,尿蛋白也减轻,余症均得以缓解,唯时有腰膝酸软、足踝肿,之后遂停药。近日因老朋友聚会小酌几杯,又见尿频、尿急、尿痛、尿线细,并伴小腹拘急疼痛。医师诊断为肾气不足、湿热瘀阻证,宜选用的中成药是( )

A. 三金片 B. 癃清片
C. 癃闭舒胶囊 D. 五苓散
E. 八正合剂

7. 1月后患者复诊。诉云：连服上述中成药4周，刻下尿频、尿急、尿痛、尿线细及小腹拘急疼痛等症状均已缓解，唯见腰膝酸重、足踝浮肿、小便不利。医师诊断为肾阳不足、水湿内停所致的肾虚水肿，宜选用的中成药是(　　)

A. 济生肾气丸 B. 青娥丸
C. 薯蓣丸 D. 五苓散
E. 杞菊地黄丸

【考点提示】 A、D、C、A。排石颗粒的注意事项是：双肾结石或结石直径≥1.5cm，或结石嵌顿时间长的病例慎用，或根据需要配合其他治疗方法。肾炎康复片主治气阴两虚，脾肾不足，水湿内停所致的体虚浮肿，症见神疲乏力、腰膝酸软、面目四肢浮肿、头晕耳鸣；慢性肾炎、蛋白尿、血尿见上述证候者。癃闭舒胶囊主治肾气不足、湿热瘀阻所致的癃闭，症见腰膝酸软、尿频、尿急、尿痛、尿线细，伴小腹拘急疼痛；前列腺增生症见上述证候者。济生肾气丸（片）主治肾阳不足、水湿内停所致的肾虚水肿、腰膝酸重、小便不利、痰饮咳喘。

第二十节 蠲痹剂

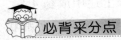 必背采分点

1. 祛寒通痹剂主要具有**祛风散寒、除湿、活血通络、止痛**的作用,主治风寒湿痹阻所致的痹证,症见关节冷痛、遇寒痛增、得热痛减、关节屈伸不利、阴雨天加重、口淡不渴、恶风寒、舌淡红、苔白厚、脉沉迟或紧等。

2. 清热通痹剂主要具有清热燥湿、通络止痛的作用,主治湿热痹阻所致的痹病,症见**关节红肿热痛、筋脉拘急、发热、口渴、汗出、溲赤、便干、舌红、苔黄腻、脉滑数**等。

3. 活血通痹剂主要具有活血化瘀、通络止痛的作用,用于瘀血痹阻所致的痹病,症见**关节刺痛、疼痛夜甚、关节屈伸不利、皮下结节、舌暗苔白、脉迟或结代**等。

4. 补虚通痹剂主要具有补益肝肾、强壮筋骨、祛风湿的作用,主治肝肾不足、气血两虚所致的痹病,症见**肢体拘挛、手足麻木、腰膝酸痛、筋骨痿软、舌淡苔白厚、脉沉迟弱**等。

5. 小活络丸主治风寒湿邪闭阻、痰瘀阻络所致的痹病,症见**肢体关节疼痛,或冷痛,或刺痛,或疼痛夜

甚，关节屈伸不利、麻木拘挛。

6. 小活络丸君药为**制川乌、制草乌**。

7. 木瓜丸有**祛风散寒，除湿通络**的功能。

8. 木瓜丸主治风寒湿闭阻所致的痹病，症见**关节疼痛、肿胀、屈伸不利、局部恶风寒、肢体麻木、腰膝酸软**。

9. 木瓜丸君药为**制川乌、制草乌**。

10. 风湿骨痛丸（胶囊）有**温经散寒，通络止痛**的功能。

11. 风湿骨痛丸（胶囊）主治寒湿闭阻经络所致的痹病，症见**腰脊疼痛、四肢关节冷痛**；风湿性关节炎见上述证候者。

12. 风湿骨痛丸（胶囊）君药为**制川乌、制草乌**。

13. 四妙丸药物组成：**黄柏（盐炒）、苍术、薏苡仁、牛膝**。

14. 四妙丸有**清热利湿**的功能。

15. 四妙丸主治湿热下注所致的痹病，症见**足膝红肿、筋骨疼痛**。

16. 痛风定胶囊有**清热祛湿，活血通络定痛**的功能。

17. 痛风定胶囊主治湿热瘀阻所致的痹病，症见**关节红肿热痛，伴有发热、汗出不解、口渴心烦、小便黄、舌红苔黄腻、脉滑数**；痛风见上述证候者。

18. 痛风定胶囊君药为**秦艽**。

19. 颈复康颗粒有**活血通络，散风止痛**的功能。

20. 颈复康颗粒主治风湿瘀阻所致的颈椎病，症见**头晕、颈项僵硬、肩背酸痛、手臂麻木**。

21. 独活寄生合剂（丸）有**养血舒筋，祛风除湿，补益肝肾**的功能。

22. 独活寄生合剂（丸）主治风寒湿痹阻、肝肾两亏、气血不足所致的痹病，症见**腰膝冷痛、屈伸不利**。

23. 天麻丸（片）有**祛风除湿，通络止痛，补益肝肾**的功能。

24. 天麻丸（片）主治风湿瘀阻、肝肾不足所致的痹病，症见**肢体拘挛、手足麻木、腰腿酸痛**。

25. 仙灵骨葆胶囊主治肝肾不足，瘀血阻络所致的骨质疏松症，症见**腰脊疼痛、足膝酸软、乏力**。

26. 仙灵骨葆胶囊君药为**淫羊藿**。

27. 尪痹颗粒（片）有**补肝肾，强筋骨，祛风湿，通经络**的功能。

28. 尪痹颗粒（片）主治肝肾不足、风湿痹阻所致的尪痹，症见**肌肉、关节疼痛**，局部肿大，僵硬畸形，**屈伸不利，腰膝酸软，畏寒乏力**；类风湿关节炎见上述证候者。

29. 壮腰健肾丸（口服液）有**壮腰健肾，祛风活络**的功能。

30. 壮腰健肾丸（口服液）主治肾亏腰痛，风湿骨痛，症见**膝软无力、小便频数**。

历年考题

【A 型题】1. 仙灵骨葆胶囊除滋补肝肾、强筋壮骨外，又能（　　）
  A. 通络利湿   B. 祛风活络
  C. 散风止痛   D. 活血通络
  E. 化瘀除湿

【考点提示】D。仙灵骨葆胶囊有滋补肝肾，活血通络，强筋壮骨的功能。

【B 型题】（2~3 题共用备选答案）
  A. 强筋骨，祛风湿，通经络
  B. 活血通络，散风止痛
  C. 滋补肝肾，活血通络，强筋壮骨
  D. 清热祛湿，活血通络定痛
  E. 壮腰健肾，祛风活络
2. 颈复康颗粒的功能是（　　）
3. 仙灵骨葆胶囊的功能是（　　）

【考点提示】B、C。颈复康颗粒有活血通络、散风止痛的功能。仙灵骨葆胶囊有滋补肝肾、活血通络、强筋壮骨的功能。

【X型题】4. 小活络丸的功能有（　　）

A. 发表散寒　　　　　B. 祛风散寒

C. 化痰除湿　　　　　D. 活血止痛

E. 缓急止痛

【考点提示】BCD。小活络丸的功能有祛风散寒，化痰除湿，活血止痛。

第二十三章 外科常用中成药

第一节 治疮疡剂

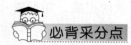必背采分点

1. 解毒消肿剂主要具有清热解毒、活血祛瘀、消肿止痛等作用，主治**热毒蕴结肌肤**，或痰瘀互结所致的疮疡，或丹毒流注、瘰疬发背等。

2. 生肌敛疮剂主要具有祛腐生肌、拔毒止痛等作用，主治**疮疡溃烂，脓腐将尽，或腐肉未脱，脓液稠厚，久不生肌**等。

3. 清热消痤剂主要具有活血、清热、燥湿的作用，主治**湿热瘀阻所致的颜面、胸背的粉刺疙瘩，皮肤红赤发热**等。

4. 连翘败毒丸（煎膏、片）有**清热解毒，消肿止痛**的功能。

5. 连翘败毒丸（煎膏、片）主治热毒蕴结肌肤所致的疮疡，症见**局部红肿热痛、未溃破者**。

6. 牛黄醒消丸有**清热解毒，活血祛瘀，消肿止痛**的功能。

7. 牛黄醒消丸主治热毒郁滞、痰瘀互结所致的**痈疽发背、瘰疬流注、乳痈乳岩、无名肿毒**。

8. 如意金黄散有**清热解毒，消肿止痛**的功能。

9. 如意金黄散主治热毒瘀滞肌肤所致疮疡肿痛、丹毒流注，症见**肌肤红、肿、热、痛**，亦可用于跌打损伤。

10. 生肌玉红膏有**解毒，祛腐，生肌**的功能。

11. 生肌玉红膏主治热毒壅盛所致的疮疡，症见**疮面色鲜、脓腐将尽，或久不收口**；亦用于乳痈。

12. 生肌玉红膏君药为**轻粉**。

13. 紫草膏有**化腐生肌，解毒止痛**的功能。

14. 紫草膏主治热毒蕴结所致的溃疡，症见**疮面疼痛、疮色鲜活、脓腐将尽**。

15. 拔毒生肌散有**拔毒生肌**的功能。

16. 拔毒生肌散主治热毒内蕴所致的溃疡，症见**疮面脓液稠厚、腐肉未脱、久不生肌**。

17. 当归苦参丸有**活血化瘀、燥湿清热**的功能。

18. 当归苦参丸主治湿热瘀阻所致的粉刺、酒皶，症见**颜面、胸背粉刺疙瘩，皮肤红赤发热，或伴脓头、硬结，酒皶鼻、鼻赤**。

常用中成药 第二部分

历年考题

【A型题】1. 牛黄醒消丸注意事项的表述,正确的是( )
　　A. 热毒疮疡慎用　　　B. 可以长期使用
　　C. 孕妇可酌情使用　　D. 疮疡阴证者禁用
　　E. 只可外用不可内服

【考点提示】D。牛黄醒消丸注意事项有:孕妇禁用。疮疡阴证者禁用。脾胃虚弱、身体虚者慎用。不宜长期使用。若用药后出现皮肤过敏反应应及时停用。忌食辛辣、油腻食物及海鲜等发物。

【A型题】2. 紫草膏除化腐生肌外,又能( )
　　A. 化痰散结　　　B. 解毒止痛
　　C. 活血软坚　　　D. 燥湿清热
　　E. 祛风止痒

【考点提示】B。紫草膏的功能是化腐生肌,解毒止痛。

【A型题】3. 牛黄醒消丸与连翘败毒丸功能相似,二者均能清热解毒、消肿止痛。二者的不同之处在于牛黄醒消丸还能( )
　　A. 活血祛瘀　　　B. 拔毒生肌
　　C. 化瘀祛腐　　　D. 化腐生肌
　　E. 软坚散结

289

【考点提示】A。牛黄醒消丸具有清热解毒、活血祛瘀、消肿止痛的功能。

第二节 治烧伤剂

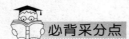 必背采分点

1. 京万红软膏有**活血解毒，消肿止痛，去腐生肌**的功能。

2. 京万红软膏主治**轻度水、火烫伤，疮疡肿痛，创面溃烂**。

3. 京万红软膏使用注意事项：**烧、烫伤感染者禁用**；孕妇慎用；若用药后出现皮肤过敏反应需及时停用；不可内服；不可久用；用药期间忌食辛辣、海鲜食物。

第三节 治瘰核乳癖剂

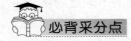 必背采分点

1. 内消瘰疬丸有**化痰，软坚，散结**的功能。
2. 内消瘰疬丸主治痰湿凝滞所致的瘰疬，症见**皮下**

结块、不热不痛。

3. 内消瘰疬丸的注意事项：①**疮疡属阳证者禁用**；②孕妇慎用；③忌食辛辣、油腻食物，以及海鲜等发物。

4. 小金丸（胶囊、片）有**散结消肿，化瘀止痛**的功能。

5. 小金丸（胶囊、片）君药为**人工麝香、木鳖子**。

6. 小金丸（胶囊、片）使用注意事项有：孕妇、哺乳期妇女禁用；疮疡阳证者禁用；**脾胃虚弱者慎用**；不宜长期使用；肝、肾功能不全者慎用；忌食辛辣、油腻及海鲜等发物。

7. 阳和解凝膏有**温阳化湿，消肿散结**的功能。

8. 阳和解凝膏主治**脾肾阳虚**、痰瘀互结所致的阴疽、瘰疬未溃、寒湿痹痛。

9. 阳和解凝膏的注意事项有：①**孕妇禁用**；②疮疡阳证者慎用，不可久用；③不可内服；④用药后出现皮肤过敏反应者需及时停用；⑤忌食辛辣、油腻食物，以及海鲜等发物。

10. 乳癖消胶囊（颗粒、片）有**软坚散结，活血消痛，清热解毒**的功能。

11. 乳癖消胶囊（颗粒、片）君药为**蒲公英、鹿角**。

12. 乳癖消胶囊（颗粒、片）方中蒲公英苦寒清泄，甘淡渗利，善清热解毒、消散痈肿，兼疏肝通乳，为治乳痈之要药；鹿角咸入血，温通补，善活血散瘀消肿。二药合用，能**清热散结、活血消肿**。

历年考题

【B型题】（1~2题共用备选答案）
  A. 痰湿凝滞所致的瘰疬
  B. 热毒蕴结肌肤所致的疮疡
  C. 痰热互结所致的乳癖、乳痈
  D. 脾肾阳虚、痰瘀互结所致的阴疽、瘰疬
  E. 痰气凝滞所致的瘰疬、瘿瘤、乳岩、乳癖

1. 小金丸的主治是（   ）
2. 乳癖消胶囊的主治是（   ）

【考点提示】E、C。小金丸主治痰气凝滞所致的瘰疬、瘿瘤、乳岩、乳癖，症见肌肤或肌肤下肿块一处或数处，推之能动，或骨及骨关节肿大、皮色不变、肿硬作痛。乳癖消胶囊主治痰热互结所致的乳癖、乳痈，症见乳房结节、数目不等、大小形态不一、质地柔软，或产后乳房结块、红热疼痛；乳腺增生、乳腺炎早期见上述证候者。

【C型题】（3~5题共用题干）

某女，38岁。剖宫产生育一子，产后乳房结块、红热疼痛，西医诊断为乳腺炎。因不愿使用抗生素治疗，

遂求助中医。又因不便煎药,要求服用中成药,医师处以乳癖消胶囊。

3. 乳癖消胶囊的功能是(　　)

A. 软坚散结,活血消痈,清热解毒

B. 化痰,软坚,散结

C. 散结消肿,化瘀止痛

D. 温阳化湿,消肿散结

E. 活血消肿,清热燥湿

【考点提示】A。乳癖消胶囊(颗粒、片)有软坚散结、活血消痈、清热解毒的功能。

4. 乳癖消胶囊的药物组成中有蒲公英,其苦寒清泄,甘寒清解,除能清解热毒外,又能(　　)

A. 化痰,通乳　　　　B. 活血,通乳

C. 活血,化痰　　　　D. 利湿,通乳

E. 活血,利湿

【考点提示】D。蒲公英有清热解毒、消痈散结、利湿通淋的功效。乳癖消胶囊(颗粒、片)方中蒲公英苦寒清泄,甘淡渗利,善清热解毒、消散痈肿,兼疏肝通乳,为治乳痈之要药。

5. 经治疗,乳房结块、红热疼痛已。2年后,因乳腺增生前来就诊。医师处以小金丸。关于使用小金丸注意事项的说法,错误的是(　　)

A. 孕妇禁用　　　　　　B. 疮疡阳证者禁用
C. 哺乳期妇女禁用　　　D. 脾胃虚弱者禁用
E. 肝肾功能不全者慎用

【考点提示】D。小金丸（胶囊、片）使用注意事项有：孕妇、哺乳期妇女禁用；疮疡阳证者禁用；脾胃虚弱者慎用；不宜长期使用；肝肾功能不全者慎用；忌食辛辣、油腻及海鲜等发物。

第四节　治痔肿剂

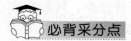

1. 地榆槐角丸有<u>**疏风凉血，泻热润燥**</u>的功能。

2. 地榆槐角丸主治脏腑实热、大肠火盛所致的<u>**肠风便血、痔疮肛瘘、湿热便秘、肛门肿痛**</u>。

3. 地榆槐角丸君药为<u>**地榆炭、蜜槐角、炒槐花**</u>。

4. 马应龙麝香痔疮膏有<u>**清热燥湿，活血消肿，祛腐生肌**</u>的功能。

5. 马应龙麝香痔疮膏主治湿热瘀阻所致的各类痔疮、肛裂，症见<u>**大便出血，或疼痛、有下坠感**</u>；亦用于肛周湿疹。

6. 马应龙麝香痔疮膏君药为<u>**人工麝香、人工牛黄**</u>。

历年考题

【A 型题】地榆槐角丸既能疏风、润燥,又能( )

A. 凉血,泄热　　　　B. 凉血,息风

C. 凉血,祛湿　　　　D. 凉血,活血

E. 凉血,排脓

【考点提示】 A。地榆槐角丸有疏风凉血、泄热润燥的功能。

第五节　治疹痒剂

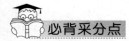必背采分点

1. 消风止痒颗粒有**清热除湿,消风止痒**的功能。

2. 消风止痒颗粒主治风湿热邪蕴阻肌肤所致的湿疮、风疹瘙痒、小儿瘾疹,症见**皮肤丘疹、水疱、抓痕、血痂,或见梭形或纺锤形水肿性风团,中央出现小水疱,瘙痒剧烈**;湿疹、皮肤瘙痒症、丘疹性荨麻疹见上述证候者。

3. 消风止痒颗粒君药为**荆芥、防风、石膏**。

4. 消风止痒颗粒使用注意事项有:孕妇禁用;**阴虚血亏者不宜服用**;服药期间,饮食宜清淡、易消化,忌辛

辣、海鲜食物，若出现胃脘疼痛或腹泻时应及时停用。

5. 消银颗粒（片）有**清热凉血，养血润肤，祛风止痒**的功能。

6. 消银颗粒（片）主治血热风燥型白疕和血虚风燥型白疕，症见**皮疹为点滴状、基底鲜红色、表面覆有银白色鳞屑，或皮疹表面覆有较厚的银白色鳞屑，较干燥，基底淡红色，瘙痒较甚**。

7. 消银颗粒（片）君药为**地黄、玄参、牡丹皮**。

8. 消银颗粒（片）使用注意事项：孕妇禁用；**脾胃虚寒者慎用**；服药期间忌食辛辣、油腻食物及海鲜等发物；儿童用量宜减或遵医嘱。

历年考题

【A 型题】某女，50 岁。患白疕 15 年，症见皮疹为点滴状、基底鲜红色，表面覆有银白色鳞屑，证属血热风燥。皮肤科医师建议用消银颗粒，此因该中成药除能祛风止痒外，还能（　　）

A. 补肺润燥　　　　　　B. 温阳化湿
C. 养血润肤　　　　　　D. 泄热润燥
E. 清热除湿

【考点提示】C。消银颗粒（片）具有清热凉血、养血润肤、祛风止痒的功能。

第二十四章 妇科常用中成药

第一节 调经剂

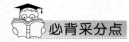

1. 活血行气调经剂主要有活血化瘀、通经消癥、疏肝解郁、调经止痛等作用,主治**瘀滞所致的癥瘕、闭经、月经不调,以及产后瘀滞腹痛**等,症见月经量少色黑,或行经腹痛,有瘀块等,以及肝郁气滞兼血虚或血瘀所致的月经不调,痛经等证,症见经前乳房胀痛,行经腹痛,或月经量少。

2. 补虚扶正调经剂主要有滋阴清热、益气养血、补虚调经的作用,主治**阴虚血热的月经先期**等证,症见经期提前,月经量多,五心烦热等,以及气血两虚兼有气滞或血瘀的月经不调,症见月经延期,经量少且淋沥不止,神疲乏力等。

3. 温经活血调经剂主要有温经散寒、暖宫祛瘀的作用,主治**寒凝血滞的月经不调、痛经**等,症见行经时少腹冷痛,喜温畏寒,或少腹疼痛等。

4. 固崩止血剂主要有滋阴清热、凉血止血的作用,**主治阴虚血热所致的月经先期、量多,以及血热崩漏**等,症见月经量多,或血色鲜红等。

5. 安神除烦剂主要有滋阴清热、除烦安神的作用,主治绝经前后诸证,症见**烘热汗出,烦躁易怒,夜眠不安**等。

6. 大黄䗪虫丸有**活血破瘀,通经消癥**的功能。

7. 大黄䗪虫丸主治瘀血内停所致的癥瘕、闭经,症见**腹部肿块、肌肤甲错、面色黯黑、潮热羸瘦、经闭不行**。

8. 益母草颗粒(膏、胶囊、片、口服液)主治血瘀所致的月经不调、产后恶露不绝,症见**经水量少、淋沥不净,产后出血时间过长**;产后子宫复旧不全见上述证候者。

9. 妇科十味片有**养血疏肝,调经止痛**的功能。

10. 妇科十味片主治血虚肝郁所致月经不调、痛经、月经前后诸证,症见**行经后错,经水量少、有血块,行经小腹疼痛,血块排出痛减,经前双乳胀痛、烦躁,食欲不振**。

11. 七制香附丸有**疏肝理气,养血调经**的功能。

常用中成药 第二部分

12. 七制香附丸主治气滞血虚所致的痛经、月经量少、闭经，症见**胸胁胀痛**、**经行量少**、**行经小腹胀痛**、**经前双乳胀痛**、**经水数月不行**。

13. 安坤颗粒有**滋阴清热，养血调经**的功能。

14. 安坤颗粒主治阴虚血热所致的月经先期、月经量多、经期延长，症见**月经期提前**、**经量较多**、**行经天数延长**、**经色红质稀**、**腰膝酸软**、**五心烦热**；放节育环后出血见上述证候者。

15. 八珍益母丸（胶囊）有**益气养血，活血调经**的功能。

16. 八珍益母丸（胶囊）主治气血两虚兼有血瘀所致的月经不调，症见**月经周期错后**、**行经量少**、**淋沥不净**、**精神不振**、**肢体乏力**。

17. 乌鸡白凤丸（片）有**补气养血，调经止带**的功能。

18. 乌鸡白凤丸（片）主治**气血两虚，身体瘦弱，腰膝酸软，月经不调，崩漏带下**。

19. 女金丸有**益气养血，理气活血，止痛**的功能。

20. 女金丸主治气血两虚、气滞血瘀所致的月经不调，症见**月经提前**、**月经错后**、**月经量多**、**神疲乏力**、**经水淋沥不净**、**行经腹痛**。

21. 少腹逐瘀丸（颗粒、胶囊）有**温经活血，散寒止痛**的功能。

22. 少腹逐瘀丸（颗粒、胶囊）主治寒凝血瘀所致的月经后期、痛经、产后腹痛，症见**行经后错、经行小腹冷痛、经血紫黯、有血块、产后小腹疼痛喜热、拒按**。

23. 艾附暖宫丸有**理气养血，暖宫调经**的功能。

24. 艾附暖宫丸主治血虚气滞、下焦虚寒所致的月经不调、痛经，症见**行经后错、经量少、有血块、小腹疼痛、经行小腹冷痛喜热、腰膝酸痛**。

25. 固经丸有**滋阴清热，固经止带**的功能。

26. 固经丸主治阴虚血热所致的月经先期，症见**经血量多、色紫黑**；以及赤白带下。

27. 宫血宁胶囊药物组成有**重楼**。

28. 宫血宁胶囊有**凉血止血，清热除湿，化瘀止痛**的功能。

29. 宫血宁胶囊主治血热所致的崩漏下血、月经过多、产后或流产后宫缩不良出血及子宫功能性出血，以及慢性盆腔炎属湿热瘀结所致者，症见**少腹痛、腰骶痛、带下增多**。

30. 更年安片（胶囊）有**滋阴清热，除烦安神**的功能。

31. 更年安片（胶囊）主治肾阴虚所致的绝经前后诸证，症见**烘热出汗、眩晕耳鸣、手足心热、烦躁不安**；更年期综合征见上述证候者。

32. 坤宝丸主治肝肾阴虚所致的绝经前后诸证，症见**烘热汗出、心烦易怒、少寐健忘、头晕耳鸣、口渴咽干、四肢酸楚**；更年期综合征见上述证候者。

历年考题

【B型题】（1~2题共用备选答案）

　A. 滋阴养血，补心安神

　B. 滋阴清热，除烦安神

　C. 疏肝解郁，安定神志

　D. 清新养血，镇惊安神

　E. 滋补肝肾，养血安神

1. 坤宝丸的功能是（　　）
2. 更年安片的功能是（　　）

【考点提示】 E、B。坤宝丸的功能是滋补肝肾，养血安神。更年安片的功能是滋阴清热，除烦安神。

第二节　止带剂

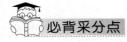

1. 健脾祛湿止带剂主要有健脾补肾、祛湿止带的作

用,主治脾肾两虚所致的带下病,症见**带下量多、色白清稀、腰酸乏力**等。

2. 清热祛湿止带剂主要有清热利湿、燥湿解毒、杀虫止痒等作用,主治湿热下注或湿热瘀滞所致的带下病,症见**带下色黄腥臭、外阴瘙痒**等。

3. 千金止带丸有**健脾补肾,调经止带**的功能。

4. 千金止带丸主治脾肾两虚所致的月经不调、带下病,症见**月经先后不定期、量多或淋沥不净、色淡无块,或带下虽多、色白清稀、神疲乏力、腰膝酸软**。

5. 白带丸有**清热,除湿,止带**的功能。

6. 白带丸主治湿热下注所致的带下病,症见**带下量多、色黄、有味**。

7. 白带丸君药为**椿皮**。

8. 妇科千金片有**清热除湿,益气化瘀**的功能。

9. 妇科千金片主治湿热瘀阻所致的带下病、腹痛,症见**带下量多、色黄质稠、臭秽、小腹疼痛、腰骶酸痛、神疲乏力**;慢性盆腔炎、子宫内膜炎、慢性宫颈炎见有上述证候者。

10. 妇炎平胶囊有**清热解毒,燥湿止带,杀虫止痒**的功效。

11. 妇炎平胶囊主治湿热下注所致的带下病、阴痒,症见**带下量多、色黄味臭、阴部瘙痒**;滴虫、霉菌、细菌引起的阴道炎、外阴炎见上述证候者。

12. 妇炎平胶囊君药为**苦参**。

13. 消糜栓有**清热解毒，燥湿杀虫，祛腐生肌**的功能。

14. 消糜栓主治湿热下注所致的带下病，症见**带下量多、色黄、质稠、腥臭、阴部瘙痒**；滴虫性阴道炎、霉菌性阴道炎、非特异性阴道炎、宫颈糜烂见有上述证候者。

15. 保妇康栓（泡沫剂）药物组成：**莪术油、冰片**。

16. 保妇康栓（泡沫剂）有**行气破瘀，生肌止痛**的功能。

17. 保妇康栓（泡沫剂）主治湿热瘀滞所致的带下病，症见**带下量多、色黄，时有阴部瘙痒**；霉菌性阴道炎、老年性阴道炎、宫颈糜烂见有上述证候者。

18. 花红颗粒（片、胶囊）有**清热解毒，燥湿止带，祛瘀止痛**的功能。

历年考题

【B 型题】（1~2 题共用备选答案）

A. 白带丸　　　　　　B. 妇科十味丸
C. 安坤颗粒　　　　　D. 千金止带丸
E. 花红颗粒

1. 某女，35 岁，半年来，月经期提前，经量较多，经色红质稀，腰膝酸软，五心烦热，证属阴虚血热，治

当滋阴清热、养血调经,宜选用的成药是(　　)

2. 某女,40岁,患慢性盆腔炎及子宫内膜炎,症见带下量多,色黄质稠,小腹隐痛,腰骶酸痛,经行腹痛,证属湿热瘀滞,治当清热解毒、燥湿止带、祛瘀止痛,宜选用的成药是(　　)

【考点提示】C、E。安坤颗粒主治阴虚血热所致的月经先期、月经量多、经期延长,症见月经期提前、经量较多、行经天数延长、经色红质稀、腰膝酸软、五心烦热;放节育环后出血见上述证候者。安坤颗粒功能是滋阴清热,养血调经。花红颗粒功能是清热解毒,燥湿止带,祛瘀止痛。主治湿热瘀滞所致带下病、月经不调,症见带下量多、色黄质稠、小腹隐痛、腰骶酸痛、经行腹痛;慢性盆腔炎、附件炎、子宫内膜炎见有上述证候者。

【B型题】(3~5题共用备选答案)

A. 妇炎平胶囊　　B. 白带丸
C. 妇科十味片　　D. 女金丸
E. 千金止带丸

3. 某女,45岁。患月经不调、带下病,症见月经先后不定期、量多、色淡无块,带下量多、色白清稀、神疲乏力、腰膝酸软。内服宜选用的中成药是(　　)

4. 某女,39岁。患带下病,症见带下量多、色黄、有味。内服宜选用的中成药是(　　)

5. 某女,35岁。患月经不调,症见行经后期、经水量少、有血块、小腹疼痛、血块排出后痛减,经前双乳胀痛、烦躁、食欲不振。内服宜选用的中成药是( )

【考点提示】E、B、C。千金止带丸主治脾肾两虚所致的月经不调、带下病,症见月经先后不定期、量多或淋沥不净、色淡无块,或带下虽多、色白清稀、神疲乏力、腰膝酸软。白带丸主治湿热下注所致的带下病,症见带下量多、色黄、有味。妇科十味片主治血虚肝郁所致月经不调、痛经、月经前后诸证,症见行经后错,经水量少、有血块,行经小腹疼痛,血块排出痛减,经前双乳胀痛、烦躁,食欲不振。

【X型题】6. 某女,38岁。患慢性盆腔炎与慢性宫颈炎,症见带下量多,色黄质稠臭秽,小腹胀痛,腰骶酸痛,神疲乏力。病证属湿热瘀阻所致的带下病,腹痛。医师处以妇科千金片,药师在售药时,向其详述了该成药的用法与注意事项,其中注意事项有( )

A. 孕妇慎用 B. 气滞血瘀者慎用
C. 寒凝血瘀者慎用 D. 糖尿病患者慎用
E. 饮食宜清淡,忌辛辣食物

【考点提示】ABCDE。妇科千金片【注意事项】气滞血瘀、寒凝血瘀证者慎用。孕妇慎用。饮食宜清淡,忌辛辣食物。糖尿病患者慎用。

第三节 产后康复剂

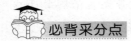

必背采分点

1. 化瘀生新剂主要有养血活血、祛瘀通经的作用，主治寒凝瘀滞或气虚血瘀所致的<u>产后恶露不绝，或行而不畅，或淋沥不断</u>等。

2. 调理通乳剂主要有下乳之功，主治<u>产后肝郁乳汁不通，或气血亏虚的少乳、无乳或乳汁不通</u>等。

3. 生化丸药物组成：<u>当归、川芎、桃仁、干姜（炒炭）、甘草</u>。

4. 生化丸有<u>养血祛瘀</u>的功能。

5. 生化丸主治产后受寒、寒凝血瘀所致的产后病，症见<u>恶露不行或行而不畅、夹有血块、小腹冷痛</u>。

6. 生化丸君药为<u>当归</u>。

7. 产复康颗粒有<u>补气养血，祛瘀生新</u>的功能。

8. 产复康颗粒主治气虚血瘀所致的产后恶露不绝，症见<u>产后出血过多、淋沥不断、神疲乏力、腰腿酸软</u>。

9. 下乳涌泉散有<u>疏肝养血，通乳</u>的功能。

10. 下乳涌泉散主治肝郁气滞所致的产后乳汁过少，症见<u>产后乳汁不行、乳房胀硬作痛、胸闷胁胀</u>。

11. 通乳颗粒有**益气养血，通络下乳**的功能。

12. 通乳颗粒主治**产后气血亏损，乳少，无乳，乳汁不通**。

历年考题

【X型题】生化丸为治疗产后病的常用药，药物组成为（　　）

A. 当归　　　　　　　B. 川芎
C. 桃仁　　　　　　　D. 甘草
E. 干姜（炒炭）

【考点提示】ABCDE。生化丸的药物组成有当归、川芎、桃仁、干姜（炒炭）、甘草。

第四节　疗杂病剂

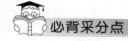

1. 活血消癥剂主要具有活血散瘀、通经消癥之功，适用于**瘀滞胞宫所致的癥块，以及经闭、产后恶露不尽**等。

2. 桂枝茯苓丸（胶囊）有**活血，化瘀，消癥**的功能。

3. 桂枝茯苓丸（胶囊）主治**妇人素有癥块，或血瘀经闭，行经腹痛，以及产后恶露不尽**等。

4. 桂枝茯苓丸使用注意事项：孕妇慎用；素有癥瘕、妊娠后漏下不止、胎动不安者需遵医嘱，以免误用伤胎；**经期及经后 3 天内禁用**；服药期间，忌食生冷、肥腻、辛辣食物。

第二十五章 儿科常用中成药

第一节 解表剂

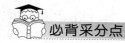
必背采分点

1. 疏散风热剂主要有疏风清热、宣肺利咽等作用,主治**小儿外感风热**,症见发热头痛、咽痛咳嗽等。

2. 发散风寒剂主要有发散风寒、祛痰止咳等作用,主治小儿外感风寒,症见**恶寒发热**、**鼻塞流涕**、**咳嗽痰多**等。

3. 小儿热速清口服液(颗粒)有**清热解毒、泻火利咽**的功能。

4. 小儿热速清口服液(颗粒)主治小儿外感风热所致的感冒,症见**高热**、**头痛**、**咽喉肿痛**、**鼻塞流涕**、**咳嗽**、**大便干结**。

5. 小儿热速清口服液君药为**柴胡**、**黄芩**。

6. 儿感清口服液有**解表清热**、**宣肺化痰**的功能。

7. 儿感清口服液主治小儿外感风寒、肺胃蕴热证,

中药学专业知识（二）

症见**发热恶寒**、**鼻塞流涕**、**咳嗽有痰**、**咽喉肿痛**、口渴。

8. 解肌宁嗽丸有**解表宣肺**、**止咳化痰**的功能。

9. 解肌宁嗽丸主治外感风寒、痰浊阻肺所致的**小儿感冒发热、咳嗽痰多**。

历年考题

【A 型题】某女，5 岁。因热度内蕴、毒邪未尽导致口疮肿痛，烦躁口渴，大便秘结，儿科医师处以小儿化毒散。患儿家长依方购药，按说明口服数日，口疮痊愈。此因小儿化毒散清热解毒外，又能（　　）

A. 敛疮生肌　　　　　　B. 活血消肿
C. 消肿散结　　　　　　D. 拔毒消肿
E. 祛腐生肌

【考点提示】B。小儿化毒散【功能】清热解毒，活血消肿。

第二节　清热剂

1. 清热解毒消肿剂主要具有清热解毒、消肿止痛的作用，主治热毒所致的**小儿咽喉肿痛，以及热毒内蕴所致的口疮肿痛、疮疡溃烂**等。

2. 小儿咽扁颗粒有**清热利咽、解毒止痛**的功能。

3. 小儿咽扁颗粒主治小儿肺卫热盛所致的喉痹、乳蛾，症见**咽喉肿痛、咳嗽痰盛、口舌糜烂**；急性咽炎、急性扁桃体炎见上述证候者。

4. 小儿化毒散（胶囊）有**清热解毒、活血消肿**的功能。

5. 小儿化毒散（胶囊）主治热毒内蕴、毒邪未尽所致的**口疮肿痛、疮疡溃烂、烦躁口渴、大便秘结**。

6. 小儿化毒散（胶囊）使用注意事项：肺胃阴虚喉痹，阴虚火旺、虚火上炎所致的口疮慎用；**脾胃虚弱、体弱者慎用**；因其含有雄黄，故不宜过量或久用；服药期间，饮食宜清淡，忌用辛辣、油腻食物。

第三节 止泻剂

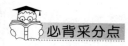
必背采分点

1. 清利止泻剂主要具有清热、利湿、止泻的作用，主治湿热蕴结大肠所致的小儿泄泻，症见**便稀如水，腹痛，纳呆**等。

2. 健脾止泻剂主要具有健脾益气、养胃消食、渗湿止泻的作用，主治脾虚所致的小儿泄泻，症见**大便溏泄、食少腹胀、面黄肌瘦、倦怠乏力**等。

3. 小儿泻速停颗粒有**清热利湿、健脾止泻、缓急止痛**的功能。

4. 小儿泻速停颗粒主治小儿湿热蕴结大肠所致的泄泻，症见**大便稀薄如水样、腹痛、纳差**；小儿秋季腹泻及迁延性、慢性腹泻见上述证候者。

5. 小儿泻速停颗粒君药为**地锦草**。

6. 止泻灵颗粒有**健脾益气、渗湿止泻**的功能。

7. 止泻灵颗粒主治脾胃虚弱所致的**泄泻、大便溏泄、饮食减少、腹胀、倦怠懒言**；慢性肠炎见上述证候者。

8. 止泻灵颗粒君药为**党参**。

9. 健脾康儿片有**健脾养胃、消食止泻**的功能。

10. 健脾康儿片主治脾胃气虚所致的泄泻，症见**腹胀便泻、面黄肌瘦、食少倦怠、小便短少**。

11. 健脾康儿片君药为**人参**。

历年考题

【A 型题】小儿泻速停颗粒的主治是（　　）
A. 脾虚泄泻　　　　B. 食积泄滞
C. 湿热泄泻　　　　D. 寒湿泄泻

E. 五更泄泻

【考点提示】C。小儿泻速停颗粒主治小儿湿热蕴结大肠所致的泄泻,症见大便稀薄如水样、腹痛、纳差;小儿秋季腹泻及迁延性、慢性腹泻见上述证候者。

第四节 消导剂

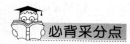

1. 消食导滞剂主要具有消食化积、通便导滞的作用,主治<u>**小儿食积停滞证**</u>,症见食少、腹胀,以及小儿食积便秘,症见厌食、腹胀、便秘等。

2. 健脾消食剂主要有健脾和胃、消食除积、驱虫等作用,主治<u>**小儿脾胃气虚、食积不化所致的疳积**</u>,症见乳食停滞、食欲不振、面黄肌瘦,以及小儿消化不良、虫积腹痛等。

3. 小儿消食片有<u>**消食化滞、健脾和胃**</u>的功能。

4. 小儿消食片主治食滞肠胃所致的积滞,症见<u>**食少、便秘、脘腹胀满、面黄肌瘦**</u>。

5. 小儿化食丸(口服液)有<u>**消食化滞、泻火通便**</u>的功能。

6. 小儿化食丸(口服液)主治食滞化热所致的积

滞，症见**厌食、烦躁、恶心呕吐、口渴、脘腹胀满、大便干燥**。

7. 一捻金药物组成：**大黄、牵牛子（炒）、槟榔、人参、朱砂**。

8. 一捻金有**消食导滞、祛痰通便**的功能。

9. 一捻金主治脾胃不和、痰食阻滞所致的积滞，症见**停食停乳、腹胀便秘、痰盛喘咳**。

10. 健脾消食丸有**健脾、和胃、消食、化滞**的功能。

11. 健脾消食丸主治脾胃气虚所致的疳证，症见**小儿乳食停滞、脘腹胀满、食欲不振、面黄肌瘦、大便不调**。

12. 健脾消食丸君药为**炒白术**。

13. 肥儿丸有**健胃消积、驱虫**的功能。

14. 肥儿丸主治**小儿消化不良，虫积腹痛，面黄肌瘦，食少腹胀泄泻**。

15. 肥儿丸使用注意事项：脾虚气弱者慎用；本品一般服药**不超过三日**，注意饮食卫生。

历年考题

【A型题】1. 某男，1岁半。患消化不良，症见停食停乳，医师处以一捻金，此因该中成药的功能是(　　)

A. 消食导滞，祛痰通便

B. 健胃消积，行气止痛

C. 消食导滞，健脾和胃

D. 健脾养胃，消积驱虫

E. 消食驱虫，泻火通便

【考点提示】A。一捻金具有消食导滞、祛痰通便的功能。

【A型题】2. 某男，3岁。过节期间饮食无度，导致恶心呕吐，节后数天厌食、烦躁、口渴、脘腹胀满、大便干燥，证属食滞化热，宜选用的中成药是（　　）

A. 小儿消食片　　　　B. 健脾消食丸

C. 小儿化食丸　　　　D. 一捻金

E. 薯蓣丸

【考点提示】C。小儿化食丸（口服液）主治食滞化热所致的积滞，症见厌食、烦躁、恶心呕吐、口渴、脘腹胀满、大便干燥。

第五节　止咳喘剂

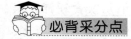
必背采分点

1. 清宣降气化痰剂主要具有宣肺、清热、化痰、止咳作用，主治小儿外感、痰热或痰浊所致的咳嗽，症见

发热恶寒、咳嗽气喘；或咳嗽气促、痰多黏稠等。

2. 小儿咳喘灵颗粒（口服液）君药为**麻黄、石膏**。

3. 小儿咳喘灵颗粒（口服液）有**宣肺清热、止咳祛痰、平喘**的功能。

4. 清宣止咳颗粒有**疏风清热、宣肺止咳**的功能。

5. 清宣止咳颗粒主治小儿外感风热所致的咳嗽，症见**咳嗽、咯痰、发热或鼻塞、流涕、微恶风寒、咽红或痛、苔薄黄**等。

6. 清宣止咳颗粒君药为**桑叶、薄荷**。

7. 清宣止咳颗粒使用注意事项：**糖尿病患儿禁服**；脾虚易腹泻者慎服；服药期间，忌食辛辣、生冷、油腻食物。

8. 鹭鸶咯丸君药为**麻黄、苦杏仁**。

9. 鹭鸶咯丸有**宣肺、化痰、止咳**的功效。

10. 儿童清肺丸（合剂）有**清肺、解表、化痰、止嗽**的功能。

11. 小儿消积止咳口服液有**清热肃肺、消积止咳**的功能。

12. 小儿消积止咳口服液主治**小儿饮食积滞、痰热蕴肺所致的咳嗽、夜间加重、喉间痰鸣、腹胀、口臭**。

历年考题

【B型题】（1~3题共用备选答案）

A. 鹭鸶咯丸　　　　　　B. 儿童清肺合剂
C. 清宣止咳颗粒　　　　D. 小儿咳喘灵颗粒
E. 小儿消积止咳口服液

1. 某女，2岁，患百日咳，症见咳嗽阵作，痰鸣气短，咽干声哑，证属痰浊阻肺，治当宣肺、化痰、止咳，宜选用的成药是（　　）

2. 某女，5岁，因淋雨受寒致病，症见面赤身热，咳嗽气促，痰多黏稠，咽痛声哑，证属风寒外束、肺经痰热，治当清肺、解表、化痰、止嗽，宜选用的成药是（　　）

3. 某男，7岁，患上呼吸道感染，症见发热，恶风，微有汗出，咳嗽咳痰，咳喘气促，证属外感风热，治当宣肺清热、止咳祛痰、平喘，宜选用的成药是（　　）

【考点提示】 A、B、D。鹭鸶咯丸功能是宣肺，化痰，止咳。主治痰浊阻肺所致的顿咳、咳嗽，症见咳嗽阵作、痰鸣气促、咽干声哑；百日咳见上述证候者。儿童清肺丸（合剂）功能是清肺，解表，化痰，止嗽。主治小儿风寒外束、肺经痰热所致的面赤身热、咳嗽气促、痰多黏稠、咽痛声哑。小儿咳喘灵颗粒（口服液）功能是宣肺清热、止咳祛痰、平喘。主治小儿外感风热所致的感冒、咳喘，症见发热、恶风、微有汗出、咳嗽咳痰、咳喘气促；上呼吸道感染、支气管炎、肺炎见上述证候者。

第六节 补虚剂

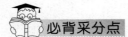

1. 益气养阴剂主要有益气养阴、和胃健脾、强筋健骨等作用，主治或预防**小儿佝偻病、软骨病，亦治小儿多汗、夜惊、食欲不振**等。

2. 龙牡壮骨颗粒有**强筋壮骨、和胃健脾**的功能。

3. 龙牡壮骨颗粒用于治疗和预防**小儿佝偻病、软骨病**；对小儿多汗、夜惊、食欲不振、消化不良、发育迟缓也有治疗作用。

4. 龙牡壮骨颗粒使用注意事项：**实热证者慎用**；服药期间忌食辛辣、油腻食物；患儿发热期间暂停服本品；佝偻病合并手足搐搦者应配合其他治疗。

第七节 镇惊息风剂

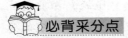

1. 治急惊剂主要具有清热化痰、息风镇惊、祛风止

痉的作用，主治痰食或风痰所致的**小儿急惊风**，症见高热抽搐，或痰喘气急，或神志不清。

2. 琥珀抱龙丸有**清热化痰、镇静安神**的功能。

3. 琥珀抱龙丸主治饮食内伤所致的痰食型急惊风，症见**发热抽搐、烦躁不安、痰喘气急、惊痫不安**。

4. 琥珀抱龙丸使用注意事项：**慢惊风，以及久病、气虚者忌服**；寒痰停饮咳嗽、脾胃虚弱、阴虚火旺者慎用；外伤瘀血痫疾不宜单用本品；因其含朱砂，故不宜过量或久用；服药期间，饮食宜清淡，忌食辛辣刺激、油腻食物；小儿高热惊厥抽搐不止，应及时送医院抢救。

5. 牛黄抱龙丸有**清热镇惊、祛风化痰**的功能。

6. 牛黄抱龙丸主治小儿风痰壅盛所致的惊风，症见**高热神昏、惊风抽搐**。

7. 牛黄抱龙丸君药为**牛黄、胆南星**。

8. 牛黄抱龙丸使用注意事项：**慢惊风或阴虚火旺所致虚风内动者慎用**；因其含朱砂、雄黄，故不宜过量或久用；服药期间，饮食宜清淡，忌食辛辣、油腻食物；小儿高热惊厥抽搐不止，应及时送医院抢救。

第二十六章 眼科常用中成药

第一节 清热剂

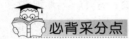

1. 清热散风明目剂主要具有清热散风、明目退翳、止痒止泪等作用,主治风热上攻所致的**胞睑红肿、白睛红赤、灼痛痒涩、羞明多泪,或眵多胶结、口干、尿黄、舌红、苔黄、脉浮数**等。

2. 清热泻火明目剂主要具有清热泻火、明目退翳、止痒等作用,主治火热上攻所致的**胞睑红肿、白睛赤肿或溢血、沙涩灼痛、黑睛生星翳、畏光流泪,或热泪成汤,或眵多清稀、口渴引饮、尿赤、便干、舌红、苔黄、脉数**等。

3. 明目蒺藜丸有**清热散风、明目退翳**的功能。

4. 明目蒺藜丸主治上焦火盛引起的**暴发火眼、云蒙障翳、羞明多眵、眼边赤烂、红肿痛痒、迎风流泪**。

5. 明目上清片有**清热散风、明目止痛**的功能。

6. 明目上清片主治外感风热所致的**暴发火眼、红肿作痛、头晕目眩、眼边刺痒、大便燥结、小便赤黄**。

7. 八宝眼药散有**消肿止痛、退翳明目**的功能。

8. 八宝眼药散主治肝胃火盛所致的**目赤肿痛、眼缘溃烂、畏光怕风、眼角涩痒**。

9. 八宝眼药散使用注意事项：孕妇慎用；睑内涂用时，适量即可，否则有干涩刺痛等不适；忌食辛辣食物，忌吸烟，忌饮酒；用药后应将药管或瓶口封紧，以免药气逸散；用于**眼睑赤烂溃疡时，需用温开水将脓痂洗净，暴露疮面后涂敷**；因方中含质重沉降之朱砂，如用水调滴眼时，宜摇匀后再用。

10. 黄连羊肝丸有**泻火明目**的功能。

11. 黄连羊肝丸主治肝火旺盛所致的**目赤肿痛、视物昏暗、羞明流泪、胬肉攀睛**。

历年考题

【A 型题】1. 某眼科医师在治疗肝胃火盛所致的目赤肿痛、眼缘溃烂、畏光怕风、眼角涩痒时，除了给患者处以相应的汤剂内服外，常配以八宝眼药散点眼以增强疗效。此因该中成药除能消肿止痛外，还能（　　）

A. 退翳明目　　　　B. 清热散风

C. 燥湿明目　　　　D. 平肝明目

E. 泻火明目

【考点提示】A。八宝眼药散具有消肿止痛、退翳明目的功能。

【A型题】2. 某男，27岁。暴发火眼，症见羞明多眵、红肿痛痒、迎风流泪。证属上焦火盛，宜选用的中成药是（　　）

A. 明目地黄丸　　　　B. 八宝眼药散
C. 黄连羊肝丸　　　　D. 明目蒺藜丸
E. 复方血栓通胶囊

【考点提示】D。明目蒺藜丸主治上焦火盛引起的暴发火眼、云蒙障翳、羞明多眵、眼边赤烂、红肿痛痒、迎风流泪。

第二节　扶正剂

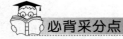
必背采分点

1. 滋阴养肝明目剂主要具有滋肾养肝（或滋阴降火）、明目退翳等作用，主治肝肾亏虚或阴虚火旺所致的**内障目暗、视物昏花、目干目涩、腰膝酸软、口干、舌红少苔、脉沉或细数**等。

2. 益气养阴化瘀明目剂主要具有补气养阴、活血化瘀、明目等作用，主治气阴两虚与瘀血阻脉所致的**视力下降或视觉异常、眼底瘀血征象、神疲乏力、咽干、口干、舌红少苔、脉沉细**等。

3. 明目地黄丸有**滋肾、养肝、明目**的功能。

4. 明目地黄丸君药为**熟地黄**。

5. 明目地黄丸主治肝肾阴虚所致的**目涩畏光、视物模糊、迎风流泪**。

6. 石斛夜光颗粒（丸）有**滋阴补肾、清肝明目**的功能。

7. 石斛夜光颗粒（丸）主治肝肾两亏、阴虚火旺所致的**内障目暗，视物昏花**。

8. 障眼明片有**补益肝肾、退翳明目**的功能。

9. 障眼明片主治肝肾不足所致的**干涩不舒、单眼复视、腰膝酸软，或轻度视力下降**；早、中期年龄相关性白内障见上述证候者。

10. 复方血栓通胶囊药物组成：**三七、黄芪、丹参、玄参**。

11. 复方血栓通胶囊有**活血化瘀、益气养阴**的功能。

12. 复方血栓通胶囊主治血瘀兼气阴两虚证的视网膜静脉阻塞，症见**视力下降或视觉异常、眼底瘀血征象、神疲乏力、咽干、口干**等；以及血瘀兼气阴两虚的稳定型劳累性心绞痛，症见胸闷痛、心悸、心慌、气短、乏力、心烦、口干等。

中药学专业知识（二）

13. 复方血栓通胶囊君药为<u>三七</u>。

14. 复方血栓通胶囊使用注意事项：<u>孕妇及痰瘀阻络、气滞血瘀者慎用</u>；用药期间，不宜食用辛辣厚味、肥甘滋腻食物。

历年考题

【A 型题】1. 明目地黄丸的主治是（　　）

A. 风热上攻所致的目赤肿痛

B. 肝郁血虚所致的目珠疼痛

C. 气阴两虚所致的视物昏花

D. 肝肾阴虚所致的视物模糊

E. 肝血不足所致的青盲雀目

【考点提示】D。明目地黄丸主治肝肾阴虚所致的目涩畏光、视物模糊、迎风流泪。

【A 型题】2. 石斛夜光颗粒的功能是（　　）

A. 疏散风热，明目退翳

B. 滋阴补肾，清肝明目

C. 凉血解毒，清肝明目

D. 补益肝肾，明目退翳

E. 益肾填精，养肝明目

【考点提示】B。石斛夜光颗粒（丸）的功能是滋阴补肾、清肝明目。

第二十七章　耳鼻喉、口腔科常用中成药

第一节　治耳聋耳鸣剂

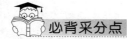

1. 清肝利耳剂主要具有清泻肝胆实火、清利肝胆湿热、开窍等作用，主治肝火上扰或肝胆湿热所致的**突发耳聋、耳鸣如闻潮声或如风雷声、面红目赤、急躁易怒、口苦口干、便秘尿黄、舌红、苔黄、脉弦数**等。

2. 益肾聪耳剂主要具有滋肾平肝等作用，主治肾精亏虚所致的**听力逐渐下降，耳鸣如闻蝉鸣之声，昼夜不息，夜间较重，头晕目暗，腰膝酸软，舌红，少苔，脉细弱或细数**等。

3. 耳聋丸有**清肝泻火、利湿通窍**的功能。

4. 耳聋丸主治肝胆湿热所致的**头晕头痛、耳聋耳鸣、耳内流脓**。

5. 耳聋丸君药为<u>龙胆</u>。

6. 耳聋左慈丸有<u>滋肾平肝</u>的功能。

7. 耳聋左慈丸主治肝肾阴虚所致的<u>耳鸣耳聋、头晕目眩</u>。

8. 耳聋左慈丸君药为<u>熟地黄</u>。

第二节 治鼻鼽鼻渊剂

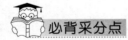

必背采分点

1. 清宣通窍剂主要具有清热散风、宣肺通窍等作用,主治风热邪毒袭肺犯鼻所致的鼻鼽鼻渊,症见<u>鼻痒、喷嚏、鼻塞、流清涕,或流浊涕、量多色黄或白、质黏、舌红、苔微黄、脉浮数</u>等。

2. 清化通窍剂主要具有芳香化浊、清热通窍等作用,主治湿浊内蕴、胆经郁火所致的<u>鼻塞、流清涕或浊涕、前额头痛、舌红、苔微黄、脉滑数</u>等。

3. 散风通窍剂主要具有疏散风热或风寒、祛湿通窍,或益气固表、祛风通窍等作用,主治肺经风热、胆腑郁热所致的<u>鼻塞、流黄涕而量多、头痛、舌红、苔微黄、脉数,或肺气不足</u>、风邪外袭所致的鼻痒、喷嚏、流清涕、易感冒、乏力、舌淡红、苔白、脉弱寸浮等。

4. 鼻炎康片主治风邪蕴肺所致的**急、慢性鼻炎，过敏性鼻炎**。

5. 鼻炎康片有**清热解毒，宣肺通窍，消肿止痛**的功能。

6. 千柏鼻炎片主治风热犯肺、内郁化火、凝滞气血所致的**鼻塞、鼻痒气热、流涕黄稠，或持续鼻塞、嗅觉迟钝**；急慢性鼻炎、急慢性鼻窦炎见上述证候者。

7. 千柏鼻炎片君药为**千里光**。

8. 千柏鼻炎片有**清热解毒，活血祛风，宣肺通窍**的功能。

9. 藿胆丸（片）主治湿浊内蕴、胆经郁火所致的**鼻塞、流清涕或浊涕、前额头痛**。

10. 藿胆丸（片）有**芳香化浊，清热通窍**的功能。

11. 鼻渊舒胶囊（口服液）有**疏风清热、祛湿通窍**的功能。

12. 鼻渊舒胶囊（口服液）主治**鼻炎、鼻窦炎属肺经风热及胆腑郁热证者**。

13. 鼻渊舒胶囊（口服液）君药为**辛夷、苍耳子**。

14. 辛芩颗粒有**益气固表、祛风通窍**的功能。

15. 辛芩颗粒主治肺气不足、风邪外袭所致的**鼻痒、喷嚏、流清涕、易感冒**；过敏性鼻炎见上述证候者。

中药学专业知识（二）

16. 辛芩颗粒君药为**黄芪、白芷**。

历年考题

【B型题】（1~2题共用备选答案）
A. 藿胆丸　　　　　　B. 鼻炎康片
C. 辛芩颗粒　　　　　D. 千柏鼻炎片
E. 鼻渊舒口服液

1. 因处方组成含千里光，不宜过量或持久服用的成药是（　　）
2. 因处方组成含马来酸氯苯那敏，易引起嗜睡，故服药期间不得驾驶车、船，不得从事高空作业、机械作业及操作精密仪器的成药是（　　）

【考点提示】D、B。千柏鼻炎片【药物组成】千里光、卷柏、川芎、麻黄、白芷、决明子、羌活。【注意事项】外感风寒、肺脾气虚者慎用。高血压、青光眼患者慎用。服药期间，忌食辛辣厚味、油腻、鱼腥发物，戒烟酒。因含千里光，故不宜过量或持久服用。鼻炎康片【药物组成】野菊花、黄芩、猪胆粉、麻黄、薄荷油、广藿香、苍耳子、鹅不食草、当归、马来酸氯苯那敏。【注意事项】过敏性鼻炎属虚寒证者慎用。肺脾气虚或气滞血瘀者慎用。运动员慎用。服药期间，戒烟酒，忌辛辣食物。所含苍耳子有小毒，故不宜过量或持久服用。又含马来酸氯苯那敏，易引起嗜睡，服药期间不得驾驶车、船，不得从事高空作业、机械作业及操作精密仪器等；又因其对H_1受体阻断作用，故膀胱颈梗阻、甲状腺功能亢进、青光眼、高血压和前列腺肥大者慎用；孕妇及哺乳期妇女慎用。

第三节 治咽肿声哑剂

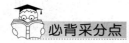

必背采分点

1. 清解利咽剂主要具有清热散风或清热解毒、消肿利咽等作用，主治风热或火毒上攻所致的**咽喉肿痛、口干、尿黄、舌红、苔黄、脉数**等。

2. 滋润利咽剂主要具有滋阴降火、润喉利咽等作用，主治阴虚火旺、虚火上炎所致的**咽喉肿痛、口鼻干燥、舌红、少苔、脉细数**等。

3. 化腐利咽剂主要具有解毒利咽、化腐敛疮等作用，主治火毒蕴结、腐脓烂喉所致的**咽痛，咽部红肿，糜烂，舌红，苔黄，脉滑数**等。

4. 开音利咽剂主要具有清热疏风、化痰散结、利咽开音等作用，主治风热外束、痰热壅结所致的**咽喉肿痛、声音嘶哑、咽干灼热、咽中有痰，或寒热头痛，或**

便秘尿赤、舌红、苔黄、脉数等。

5. 冰硼散药物组成：**冰片、硼砂（煅）、朱砂、玄明粉**。

6. 冰硼散有**清热解毒、消肿止痛**的功能。

7. 冰硼散主治热毒蕴结所致的**咽喉疼痛、牙龈肿痛、口舌生疮**。

8. 桂林西瓜霜（胶囊、含片）有**清热解毒、消肿止痛**的功能。

9. 桂林西瓜霜（胶囊、含片）主治风热上攻、肺胃热盛所致的**乳蛾、喉痹、口糜，症见咽喉肿痛、喉核肿大、口舌生疮、牙龈肿痛或出血**；急性咽炎、慢性咽炎、扁桃体炎、口腔炎、口腔溃疡、牙龈炎见上述证候者及轻度烫伤（表皮未破）者。

10. 桂林西瓜霜（胶囊、含片）使用注意事项：孕妇禁用；对本品过敏者禁用，过敏体质者慎用；服药期间，忌食辛辣、油腻、鱼腥食物，戒烟酒；老人、儿童及素体脾胃虚弱者慎用；不宜与滋补性中药同时服用；内含有山豆根与煅硼砂，故不宜过量服用或长期服用；高血压、心脏病、肝病、糖尿病、肾病等慢性病严重者应在医师指导下服用；外用时，应首先清洁患处，取适量药粉敷于患处；如口腔用药，先漱口清除口腔食物残渣，用药后禁食**30~60分钟**。

常用中成药 第二部分

11. 复方鱼腥草片有**清热解毒**的功能。

12. 复方鱼腥草片主治外感风热所致的**急喉痹、急乳蛾,症见咽部红肿、咽痛**;急性咽炎、急性扁桃体炎见上述证候者。

13. 六神丸药物组成:**麝香、蟾酥、雄黄**等。

14. 六神丸主治**烂喉丹痧,咽喉肿痛,喉风喉痛,单双乳蛾,小儿热疖,痈疡疔疮,乳痈发背,无名肿毒**。

15. 六神丸有**清热解毒,消肿利咽,化腐止痛**的功能。

16. 玄麦甘桔含片(颗粒)药物组成:**玄参、麦冬、桔梗、甘草**。

17. 玄麦甘桔含片(颗粒)主治**阴虚火旺,虚火上浮,口鼻干燥,咽喉肿痛**。

18. 玄麦甘桔含片(颗粒)君药为**玄参**。

19. 玄麦甘桔含片(颗粒)使用注意事项:喉痹、乳蛾属风热者慎用;**脾虚便溏者慎用**;服药期间,忌食辛辣、油腻、鱼腥之物,戒烟酒;儿童用药应遵医嘱。

20. 清音丸有**清热利咽、生津润燥**的功能。

21. 清音丸主治**肺热津亏,咽喉不利,口舌干燥,声哑失音**。

22. 清音丸君药为**诃子肉、天花粉**。

23. 锡类散有**解毒化腐、敛疮**的功能。

24. 锡类散主治心胃火盛所致的**咽喉糜烂肿痛**。

25. 锡类散君药为**牛黄**。

26. 珠黄散药物组成：**珍珠、人工牛黄**。

27. 珠黄散有**清热解毒、祛腐生肌**的功能。

28. 珠黄散主治热毒内蕴所致的**咽痛、咽部红肿、糜烂、口腔溃疡久不收敛**。

29. 黄氏响声丸有**疏风清热、化痰散结、利咽开音**的功能。

30. 黄氏响声丸主治风热外束、痰热内盛所致的急、慢性喉瘖，症见**声音嘶哑、咽喉肿痛、咽干灼热、咽中有痰，或寒热头痛，或便秘尿赤**；急、慢性喉炎及声带小结、声带息肉初起见上述证候者。

31. 清咽滴丸有**疏风清热、解毒利咽**的功能。

32. 清咽滴丸主治外感风热所致的急喉痹，症见**咽痛、咽干、口渴，或微恶风、发热、咽部红肿、舌边尖红、苔薄白或薄黄、脉浮数或清数**；急性咽炎见上述证候者。

历年考题

【A 型题】1. 某女，30 岁。患急性扁桃体炎 2 天。颌下咽部红肿、咽痛，伴发热、微恶风，脉浮数。证属

外感风热，宜选用的成药是(　　)

A. 六神丸　　　　　　B. 清音丸

C. 栀子金花丸　　　　D. 牛黄解毒片

E. 复方鱼腥草片

【考点提示】E。复方鱼腥草片【功能】清热解毒。【主治】外感风寒所致的急喉痹、急乳蛾，症见咽部红肿、咽痛；急性咽炎、急性扁桃体炎见上述证候者。

【A型题】2. 清音丸除清热利咽外，又能(　　)

A. 生津润燥　　　　　B. 凉血解毒

C. 化痰散结　　　　　D. 化腐止痛

E. 祛腐生肌

【考点提示】A。清音丸的功能是清热利咽，生津润燥。

第四节　治口疮剂

必背采分点

1. 清解消肿剂主要具有清热泻火、凉血解毒等作用，主治火热上炎所致的<u>口疮溃破红肿、口渴、口臭、尿黄、便秘、舌红、苔黄、脉数</u>等。

2. 滋阴清解剂主要具有滋阴清热、解毒消肿等作用，

中药学专业知识（二）

主治阴虚火热上炎所致的**口疮溃烂微红、日久不愈、口干、手足心热，或便干、舌红、少苔、脉细数**等。

3. 栀子金花丸有**清热泻火、凉血解毒**的功能。

4. 栀子金花丸主治肺胃热盛所致的**口舌生疮、牙龈肿痛、目赤眩晕、咽喉肿痛、吐血衄血、大便秘结**。

5. 口炎清颗粒药物组成：**天冬、麦冬、玄参、山银花、甘草**。

6. 口炎清颗粒有**滋阴清热、解毒消肿**的功能。

7. 口炎清颗粒主治阴虚火旺所致的**口腔炎症**。

8. 口炎清颗粒君药为**玄参**。

历年考题

【B型题】（1~2题共用备选答案）

  A. 滋阴清热，解毒消肿

  B. 消肿利咽，化腐止痛

  C. 解毒化腐，敛疮生肌

  D. 清热解毒，消肿止痛

  E. 清热泻火，凉血解毒

1. 冰硼散的功能是（　　）

2. 口炎清颗粒的功能是（　　）

【考点提示】D、A。冰硼散有清热解毒、消肿止痛的功能。口炎清颗粒有滋阴清热、解毒消肿的功能。

第二十八章　骨伤科常用中成药

接骨疗伤剂

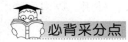

1. 接骨续伤剂主要具有活血消肿、接骨续筋等作用，主治外伤所致的骨折筋伤，症见**骨断裂、筋扭伤、脱臼**等。

2. 化瘀止痛剂主要具有活血化瘀、消肿止痛的作用，主治外伤所致的跌打损伤、闪腰岔气等，症见**局部瘀血、肿胀疼痛**等。

3. 接骨七厘片有**活血化瘀、接骨续筋**的功能。

4. 接骨七厘片主治**跌打损伤，闪腰岔气，骨折筋伤，瘀血肿痛**。

5. 接骨七厘片君药为**自然铜（煅）、土鳖虫**。

6. 接骨丸有**活血散瘀、消肿止痛**的功能。

7. 接骨丸主治**跌打损伤，闪腰岔气，筋伤骨折，瘀血肿痛。

8. 接骨丸君药为**土鳖虫、骨碎补**。

9. 七厘散（胶囊）有**化瘀消肿、止痛止血**的功能。

10. 七厘散（胶囊）主治**跌仆损伤、血瘀疼痛、外伤出血**。

11. 七厘散（胶囊）君药为**血竭**。

12. 七厘散（胶囊）的用法用量：①散剂：口服，1次**1～1.5g**，1日1～3次；外用，调敷患处。②胶囊剂：口服，1次2～3粒，1日1～3次；外用，以内容物调敷患处。

13. 七厘散（胶囊）使用注意事项：本品应在医生指导下使用；孕妇禁用；骨折、脱臼者宜手法先复位后，再用本品治疗；不宜过量或长期服用；**饭后服用可减轻肠胃反应**；皮肤过敏者不宜使用。

14. 云南白药（胶囊、片）有**化瘀止血、活血止痛、解毒消肿**的功能。

15. 云南白药（胶囊、片）主治**跌打损伤，瘀血肿痛，吐血，咳血，便血，痔血，崩漏下血，疮疡肿毒及软组织挫伤，闭合性骨折，支气管扩张及肺结核咳血，溃疡病出血，以及皮肤感染性疾病**。

16. 跌打丸有**活血散瘀、消肿止痛**的功能。

17. 跌打丸主治**跌打损伤，筋断骨折，瘀血肿痛，**

闪腰岔气。

18. 舒筋活血片（胶囊）有**舒筋活络、活血散瘀**的功能。

19. 舒筋活血片（胶囊）主治**筋骨疼痛，肢体拘挛，腰背酸痛，跌打损伤**。

20. 活血止痛散（胶囊、片）有**活血散瘀、消肿止痛**的功能。

21. 活血止痛散（胶囊、片）主治**跌打损伤，瘀血肿痛**。

22. 活血止痛散（胶囊、片）君药为**土鳖虫**。

历年考题

【A 型题】1. 七厘散成人口服的 1 次用量是（　　）
A. 0.3～0.5g　　　　　　B. 1.0～1.5g
C. 0.6～0.9g　　　　　　D. 1.6～3.0g
E. 5.0～9.0g

【考点提示】B。七厘散的用法用量是：口服，1 次 1～1.5g，1 日 1～3 次。

【X 型题】2. 云南白药的注意事项有（　　）
A. 哺乳期慎用　　　　B. 运动员慎用
C. 过敏体质慎用　　　D. 妇女月经期慎用
E. 服药期禁忌食蚕豆

【**考点提示**】 ABCDE。云南白药的注意事项有：孕妇禁用；妇女月经期及哺乳期慎用；运动员慎用；过敏体质及有用本品过敏史者慎用；服药1日内，忌食蚕豆、鱼类及酸冷食物；外用前必须清洁创面；用药后如出现过敏反应，应立即停用，并视症状轻重给予抗过敏治疗，若外用可先清除药物。